I0704755

ÍNDICE

ÍNDICE

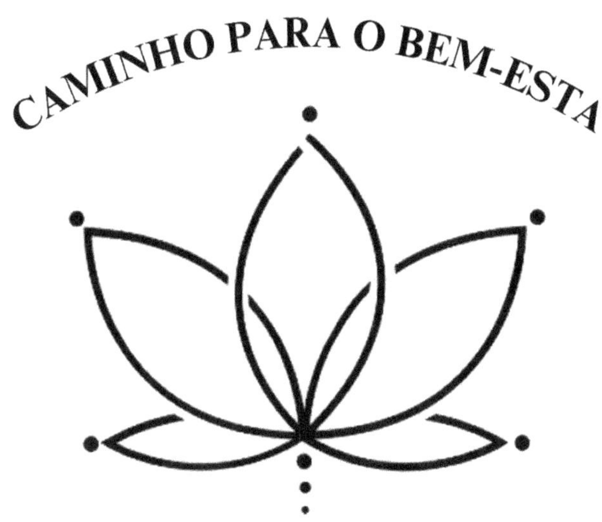

Prefácio

Cuidar do corpo e da mente é fundamental para viver com saúde e bem-estar. Este guia foi elaborado com o objetivo de fornecer dicas, receitas e métodos práticos para alcançar uma vida mais saudável, equilibrada e com mais energia. Ao longo dos 15 capítulos, você encontrará orientações para melhorar sua alimentação, dicas de exercícios físicos e hábitos que vão contribuir para o seu bem-estar.

Sabemos que cada pessoa tem um ritmo e preferências diferentes, por isso reunimos sugestões acessíveis para todos os níveis de experiência e condicionamento físico. Também incluímos espaços para adicionar suas próprias fotos, gráficos e imagens que podem inspirá-lo ainda mais nessa jornada. Aproveite cada página deste e-book e faça dele uma ferramenta de transformação para sua vida!

PRISCILA RODRIGUES

Capítulo 1
O Que é Bem-Estar? Definindo uma Vida Saudável

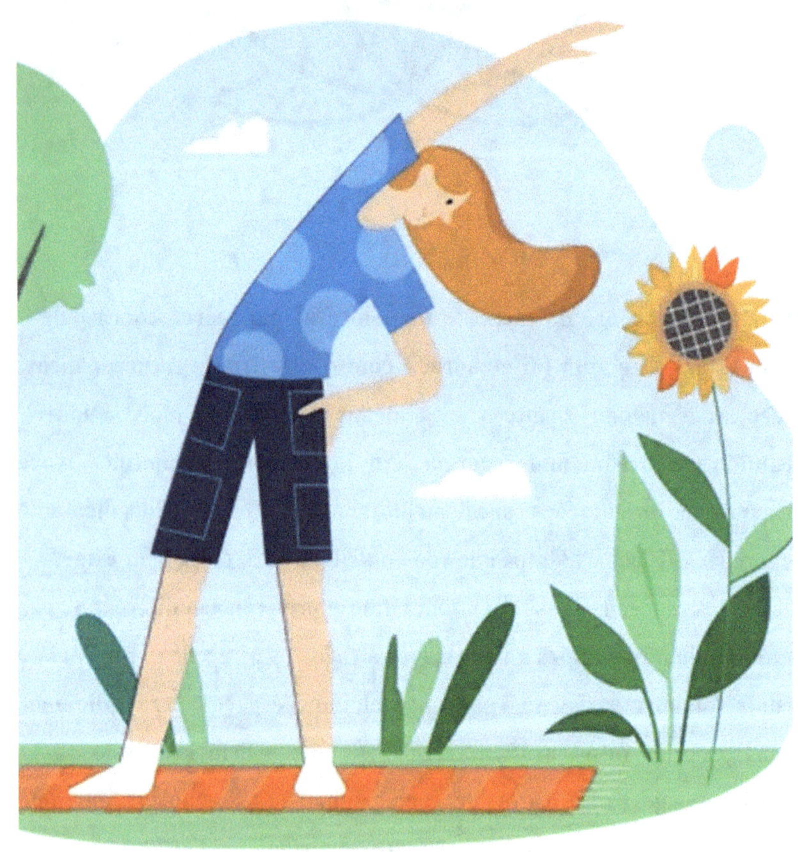

Capítulo 1
O Que é Bem-Estar? Definindo uma Vida Saudável

O conceito de bem-estar vai além da ausência de doenças. Ele abrange um estado de equilíbrio físico, mental e emocional. Neste capítulo, vamos explorar o que significa ter bem-estar e como ele impacta todas as áreas da vida.

• Seção 1.1: O que é saúde integral?

Saúde integral é um conceito que considera o bem-estar físico, mental, social e espiritual do indivíduo, em busca de um equilíbrio e harmonia entre esses aspectos. A Organização Mundial da Saúde (OMS) define saúde como um estado de completo bem-estar e não apenas a ausência de doenças.

Para cuidar da saúde integral, é importante adotar práticas que promovam o bem-estar e previnam doenças, como:
Alimentação saudável, Atividade física, Sono adequado, Gerenciamento de estresse, Relacionamentos saudáveis, Equilíbrio emocional.

A busca pela saúde integral deve ser constante e individualizada, respeitando as necessidades de cada pessoa.

O Sistema Único de Saúde (SUS) também adota o princípio da integralidade, que busca garantir uma assistência à saúde que considere o indivíduo em todos os níveis de atenção.

• Seção 1.2: Como o equilíbrio emocional afeta a saúde física?

O equilíbrio emocional afeta a saúde física de diversas formas, pois as emoções podem desencadear respostas físicas imediatas:
Reações fisiológicas
Emoções como estresse, tristeza, raiva e ansiedade podem causar reações fisiológicas como tremores, sudorese, falta de ar, taquicardia, boca seca, dor de barriga, tensão muscular, entre outras.
Doenças psicossomáticas
O estado emocional pode estimular o surgimento de doenças psicossomáticas e, com o passar dos anos, patologias mais graves.
Risco de doenças cardiovasculares
Estudos sugerem que a depressão pode estar associada a um aumento do risco de doenças cardiovasculares.
Problemas gastrointestinais e imunológicos
Sentimentos crônicos de ansiedade podem contribuir para problemas gastrointestinais e imunológicos.
Escolhas alimentares
As emoções podem influenciar diretamente na escolha dos alimentos e na capacidade de manter hábitos saudáveis a longo prazo.
Por isso, é importante prezar pelo equilíbrio da saúde emocional e saúde física para viver uma vida plena e mais feliz.

Capítulo 1
O Que é Bem-Estar? Definindo uma Vida Saudável

- ### Seção 1.3: Importância da auto-observação e autocuidado.

A auto-observação e o autocuidado são importantes para o bem-estar e desenvolvimento pessoal, pois permitem:
Compreender-se
A auto-observação ajuda a compreender se a vida está seguindo o caminho certo. Já o autocuidado é uma forma de olhar para si mesmo e de cuidar da saúde física e mental.
Aumentar a autoestima
O autocuidado aumenta a autoconfiança e a autoestima, e ajuda a desenvolver empatia.
Melhorar a qualidade de vida
O autocuidado melhora a produtividade, os relacionamentos interpessoais e a autoestima.
Lidar com as adversidades
Praticar o autocuidado ajuda a lidar melhor com as atividades e as adversidades diárias.
Ser mais positivo
Praticar o autocuidado ajuda a ser mais positivo, centrado, resiliente e a sentir-se mais feliz.
Algumas dicas para praticar o autocuidado são:
Cuidar da pele, do corpo e dos hábitos
Dar atenção aos sentimentos
Meditar
Praticar exercício físico
Alimentar-se de forma saudável
Ter uma vida social
Evitar ficar preso ao trabalho ou relacionamentos impróprios
Fazer psicoterapia

Capítulo 2
Alimentação Saudável – O Combustível do Corpo

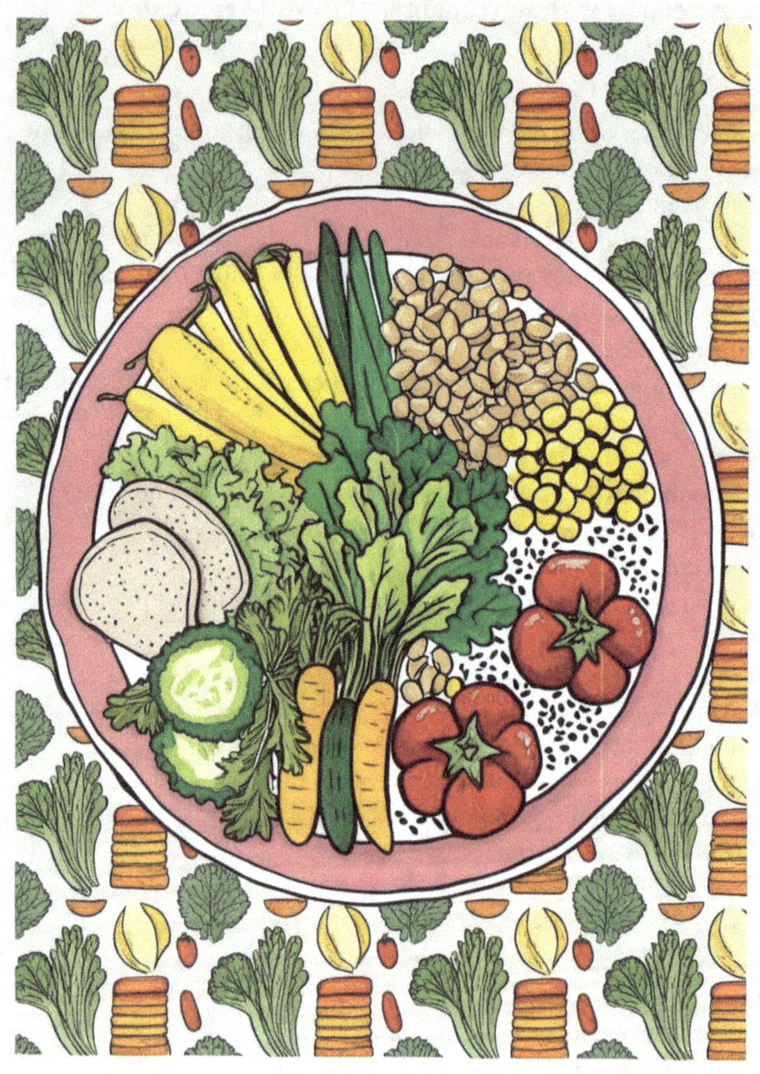

Capítulo 2
Alimentação Saudável – O Combustível do Corpo

A alimentação é um dos pilares da saúde. Neste capítulo, você encontrará dicas de nutrição para melhorar sua dieta e garantir que seu corpo receba os nutrientes necessários.

• Seção 2.1: Os principais grupos alimentares e suas funções.

Os principais grupos alimentares e suas funções são:

Carboidratos: Fornecem energia e estão presentes em cereais, pães, tubérculos e raízes.

Proteínas: São alimentos construtores e estão presentes em carnes, frango, peixe, ovo, leguminosas, quinoa, castanha e soja.

Lipídios: São nutrientes energéticos e transportam as vitaminas A, D, E e K, estando presentes nos óleos e gorduras.

Vitaminas: Estimulam as funções químicas e estão presentes em frutas, verduras e legumes.

Minerais: Equilibram as funções vitais e estão presentes em frutas, verduras e legumes.

Fibras: Tornam a digestão fácil e completa.

Água: É essencial para a vida e o principal componente do corpo humano.

A pirâmide alimentar é uma representação gráfica que indica os grupos de alimentos essenciais para a saúde e as porções recomendadas de cada tipo de alimento.

- ## Seção 2.2: Dicas para montar pratos balanceados.

Para montar um prato balanceado, você pode:
Considerar a variedade: Inclua uma variedade de alimentos no prato.
Dividir o prato: Você pode dividir o prato em quatro partes, destinando metade a verduras e legumes, um quarto a carboidratos e um quarto a proteínas.
Escolher carboidratos complexos: Prefira carboidratos não refinados, como arroz integral, quinoa e tubérculos.
Adicionar gorduras saudáveis: Alimentos como azeite, abacate, oleaginosas e peixes gordurosos ajudam na absorção de vitaminas e são bons para o coração.
Incluir frutas e vegetais amarelo-alaranjados: Esses alimentos são ricos em betacaroteno, que é importante para o sistema imunológico e a visão.
Controlar as porções: Tenha cuidado com a quantidade de comida no prato.
Fazer um prato colorido: A cor dos alimentos pode indicar a sua composição nutricional.
Os diferentes tipos de alimentos têm papéis importantes na alimentação:
Proteínas
Responsáveis pela construção e reparação dos tecidos do corpo, estão presentes em carnes, frango, peixe, ovos e leguminosas.
Carboidratos
Fornecem a energia necessária para as atividades diárias, e estão presentes em pães, massas, arroz e cereais.
Fibras

Capítulo 2
Alimentação Saudável – O Combustível do Corpo

Auxiliam na digestão e dão sensação de saciedade, e estão presentes em frutas, legumes, verduras e grãos integrais. Vitaminas e minerais
Essenciais para diversas funções do corpo, como a saúde dos ossos e a função imunológica, e estão presentes em uma grande variedade de alimentos, especialmente frutas e legumes.

- ## Seção 2.3: Receitas fáceis e nutritivas para o dia a dia.

- ## 1. Salada de Quinoa com Legumes

Ingredientes:

1 xícara de quinoa
2 xícaras de água
1 cenoura ralada
1 pepino picado
1 tomate picado
1/2 cebola roxa picada
Suco de 1 limão
2 colheres de sopa de azeite de oliva
Sal e pimenta a gosto
Salsinha picada

Modo de Preparo:

Cozinhe a quinoa em água com uma pitada de sal por cerca de 15 minutos, ou até que esteja macia. Deixe esfriar.
Misture a quinoa cozida com os legumes picados.
Tempere com limão, azeite, sal, pimenta e salsinha.
Mexa bem e sirva gelado.

Capítulo 2
Alimentação Saudável – O Combustível do Corpo

• 2. Omelete de Espinafre e Queijo

Ingredientes:

2 ovos
1 xícara de espinafre fresco
1/4 de xícara de queijo muçarela ralado
1 colher de sopa de azeite de oliva
Sal e pimenta a gosto

Modo de Preparo:

Em uma frigideira, refogue o espinafre no azeite até murchar.
Reserve.
Bata os ovos em uma tigela, tempere com sal e pimenta.
Adicione o espinafre refogado aos ovos batidos.
Despeje a mistura na frigideira e cozinhe em fogo médio até
firmar.
Polvilhe o queijo por cima e dobre a omelete ao meio.
Sirva quente.

• 3. Wrap de Frango com Abacate

Ingredientes:

1 peito de frango cozido e desfiado
1 abacate maduro
1/4 de xícara de iogurte natural
2 folhas grandes de alface
1 cenoura ralada
1 tortilha de trigo integral
Sal e pimenta a gosto
Suco de 1/2 limão...

Modo de Preparo:

Amasse o abacate com o iogurte e o suco de limão, formando uma pasta. Tempere com sal e pimenta.

Espalhe essa pasta sobre a tortilha.

Adicione o frango desfiado, a cenoura ralada e as folhas de alface.

Enrole a tortilha formando o wrap e sirva cortado ao meio.

- ## 4. Bowl de Iogurte com Frutas e Granola

Ingredientes:

1 pote de iogurte natural
1/2 xícara de granola sem açúcar
1 banana fatiada
1/2 xícara de morangos picados
1 colher de sopa de mel (opcional)
Sementes de chia ou linhaça (opcional)

Modo de Preparo:

Coloque o iogurte em uma tigela.

Adicione a granola por cima.

Decore com as fatias de banana, os morangos e regue com mel.

Se desejar, polvilhe sementes de chia ou linhaça por cima para um toque extra de nutrientes.

• 5. Sopa de Lentilha com Legumes

Ingredientes:

1 xícara de lentilhas
1 cenoura picada
1 batata-doce picada
1 tomate picado
1/2 cebola picada
2 dentes de alho picados
1 colher de sopa de azeite de oliva
4 xícaras de água ou caldo de legumes
Sal, pimenta e ervas a gosto (louro, cominho, coentro)

Modo de Preparo:

Em uma panela grande, aqueça o azeite e refogue a cebola e o alho até dourar.

Adicione a cenoura, a batata-doce e o tomate. Refogue por alguns minutos.

Acrescente as lentilhas e o caldo de legumes. Cozinhe em fogo baixo por cerca de 25 minutos, até as lentilhas e os legumes estarem macios.

Tempere com sal, pimenta e ervas de sua preferência.

Sirva quente, acompanhada de pão integral.

Capítulo 3
Hidratação – O Segredo de uma Pele e Corpo Saudáveis

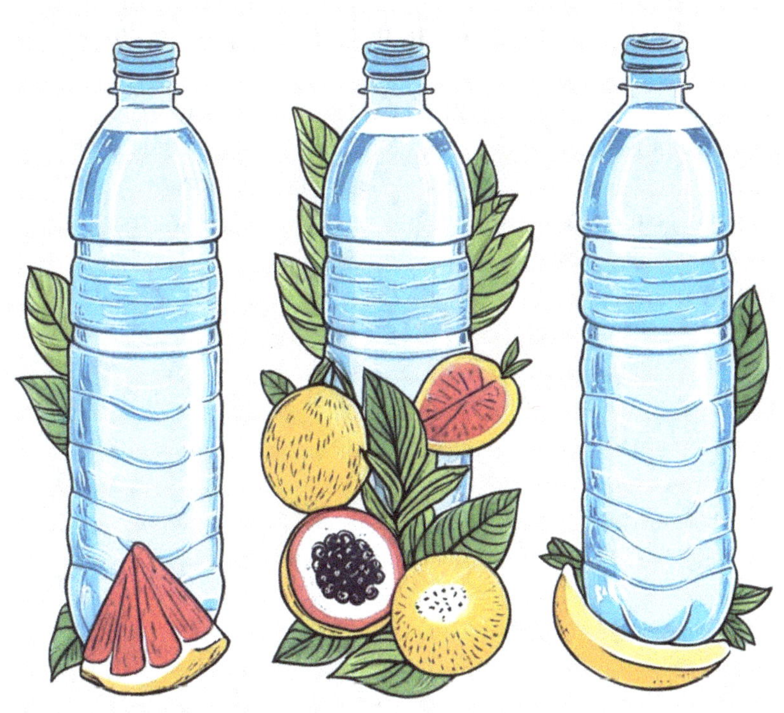

Hidratação – O Segredo de uma Pele e Corpo Saudáveis

Manter o corpo hidratado é essencial para o bom funcionamento dos órgãos, da pele e dos músculos. Aqui você entenderá a importância da água e como garantir que está consumindo a quantidade necessária diariamente.

• Seção 3.1: Benefícios da hidratação para o corpo.

A hidratação é essencial para o bom funcionamento do corpo humano, pois a água é o componente de mais da metade do nosso organismo. Alguns dos benefícios de se manter hidratado são:

Prevenir problemas de saúde: A água ajuda a eliminar toxinas e a filtrar o sangue nos rins, prevenindo cálculos renais.

Melhorar a digestão: A água ajuda a evitar a prisão de ventre.

Fortalecer os músculos: A água contribui para o fortalecimento dos músculos.

Melhorar a circulação: A água garante uma boa circulação sanguínea.

Prevenir o ressecamento da pele: A hidratação evita a descamação, a coceira e a aspereza da pele.

Melhorar o funcionamento do cérebro: A água é fundamental para o funcionamento do cérebro, pois o órgão recebe nutrientes por meio do sangue, que é composto de água.

Prevenir sinais de envelhecimento: A hidratação da pele previne o ressecamento e a irritação, além de prevenir os sinais de envelhecimento, como flacidez e manchas.

Ajudar na atividade física: A água é uma "via de transporte" para as fontes de energia, sendo fundamental para os atletas, que precisam de mais nutrientes para o metabolismo energético.

Capítulo 3
Hidratação – O Segredo de uma Pele e Corpo Saudáveis

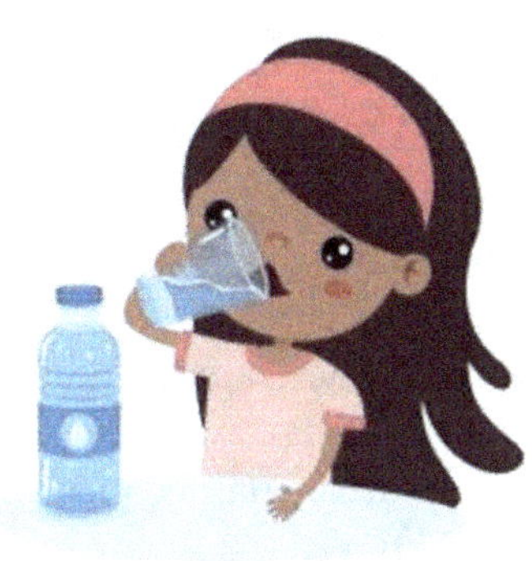

- ## Seção 3.2: Quanto de água devo beber por dia?

A quantidade de água que uma pessoa deve beber por dia varia de acordo com vários fatores, como peso, idade, atividade física, estação do ano, estado de saúde e clima.

A Organização Mundial da Saúde (OMS) recomenda que adultos sedentários em ambientes temperados bebam 2,2 litros de água por dia se forem mulheres e 2,9 litros se forem homens. Já para pessoas fisicamente ativas e em ambientes quentes, a recomendação é de 4,5 litros por dia.

Uma forma de calcular a quantidade de água que deve beber é multiplicar o seu peso por 35 ml. Por exemplo, uma pessoa que pesa 60 kg deve beber 2,1 litros de água por dia.

A água é fundamental para o bom funcionamento do organismo, pois ajuda a remover impurezas, fortalecer o sistema imunológico, controlar a temperatura corporal, evitar prisão de ventre e prevenir pedras nos rins.

A melhor forma de se hidratar é beber pequenas quantidades de água ao longo do dia, de manhã, tarde e noite.

Capítulo 3
Hidratação – O Segredo de uma Pele e Corpo Saudáveis

- **Seção 3.3: Alternativas saudáveis: águas saborizadas e chás.**

1. Água de limão e pepino

Por conter limão, essa água saborizada diminui a retenção de líquidos e ajuda a limpar o paladar, reduzindo a vontade de comer alimentos doces e favorecendo o emagrecimento.
Já o pepino ajuda a melhorar a digestão, além de diminuir a acidez e a formação de gases.

Ingredientes:

1 limão;
4 rodelas de pepino;
1 litro de água filtrada ou fervida.

Modo de preparo:

Lavar bem o limão e o pepino, e cortá-los em rodelas. Transferir o limão e o pepino para um jarro com a água e as rodelas de pepino, misturando-os bem, armazenar na geladeira e beber ao longo do dia.

Capítulo 3
Hidratação – O Segredo de uma Pele e Corpo Saudáveis

2. Água de laranja e hortelã

Essa água aromatizada diminui a retenção de líquido e previne o envelhecimento precoce, pois a laranja contém vitamina C e potássio, nutrientes com ação diurética e antioxidante. Enquanto hortelã têm ação antiespasmódica e calmante, aliviando as cólicas intestinais, melhorando a digestão e diminuindo o excesso de gases.

Ingredientes:

1 laranja;
1 litro de água filtrada ou fervida;
8 folhas de hortelã.

Modo de preparo:

Lavar bem a laranja e as folhas de hortelã. Cortar a laranja em rodelas finas e picar as folhas de hortelã, colocando-as em uma jarra. Acrescentar os demais ingredientes, misturar bem com uma colher e servir em seguida. Essa água saborizada deve ser armazenada de preferência na geladeira.

Hidratação – O Segredo de uma Pele e Corpo Saudáveis

3. Água de frutas vermelhas e canela

A água saborizada de frutas vermelhas ajuda a melhorar a hidratação, fortalece o sistema imunológico e favorece a perda de peso.

Esses benefícios são possíveis porque essa água saborizada é pobre em calorias e possui boas quantidades de compostos com ação antioxidante, como antocianinas e catequinas.

Ingredientes:

1 xícara (de chá) de frutas vermelhas frescas;
1 litro de água filtrada ou fervida;
1 pau de canela.

Modo de preparo:

Lavar bem as frutas vermelhas e picá-las em pedaços médios.
Colocar todos os ingredientes em uma jarra e misturar bem.
Armazenar na geladeira e beber ao longo do dia.

Hidratação – O Segredo de uma Pele e Corpo Saudáveis

4. Água de hibisco e gengibre

A água saborizada de hibisco ajuda na perda de peso por conter polifenois, antocianinas e flavonoides, que são compostos bioativos que regulam os níveis de hormônios relacionados com o apetite, ajudando a controlar a fome.
Além disso, o gengibre presente nessa água saborizada ajuda a melhorar a digestão, prevenir náuseas e vômitos e combater gases intestinais.

Ingredientes:

1 xícara (de chá) de chá de hibisco pronto;
4 rodelas finas da raiz fresca de gengibre ou 2 colheres (de sopa) de gengibre ralado;
1 litro de água filtrada ou fervida;
Gelo a gosto.

Modo de preparo:

Colocar todos os ingredientes numa jarra, misturar bem e beber ao longo do dia. Uma boa opção para os dias de calor é colocar essa água saborizada na geladeira e beber gelada.

Capítulo 3
Hidratação – O Segredo de uma Pele e Corpo Saudáveis

5. Água de maçã com canela

A canela ajuda a melhorar problemas do sistema digestivo e diminuir a sensação de cansaço. Além disso, quando associada ao limão e à maçã, a canela aumenta o metabolismo, ajudando na perda de peso.

Ingredientes:

1 pau de canela;
1 maçã com casca, fatiada;
Suco de e limão;
1 litro de água quente.

Modo de preparo:

Colocar a água em um jarro e adicionar a canela e a maçã. Deixar repousar por 10 minutos e colocar a bebida na geladeira para esfriar. Adicionar o suco de limão, misturar bem e beber ao longo do dia.

Hidratação – O Segredo de uma Pele e Corpo Saudáveis

6. Água de morango com capim-santo

A água saborizada de morango com capim-santo é muito refrescante e possui muitos benefícios para a saúde, devido à presença de antioxidantes no morango que ajudam a controlar a pressão arterial.

Já o capim-santo tem ação calmante e sedativa, melhorando o sono e ajudando a aliviar a ansiedade e o estresse. Além disso, o capim-santo também tem ação diurética, ajudando a diminuir o inchaço da barriga.

Ingredientes:

1 folha de capim-santo;
1 taça de morangos;
Suco de 1 limão;
1 litro de água filtrada ou fervida.

Modo de preparo:

Lavar bem os morangos e a folha de capim-santo. Cortar os morangos em pedaços médios e colocar numa jarra. Rasgar, com as mãos, a folha de capim-santo e colocar no jarro. Adicionar o suco de limão, misturar bem e colocar na geladeira. Beber ao longo do dia.

Capítulo 3
Hidratação – O Segredo de uma Pele e Corpo Saudáveis

7. Água de coco com frutas

Essa água saborizada é ótima para os dias mais quentes pois é muito refrescante e repõe os minerais, como potássio e sódio, que estão presentes em boas quantidades na água de coco e que geralmente são perdidos pelo suor.

Ingredientes:

6 uvas
6 morangos
2 rodelas de abacaxi;
1 kiwi;
2 rodelas de limão;
1 litro de água de coco gelada.

Modo de preparo:

Lavar bem os morangos e as uvas, e cortá-los ao meio. Cortar as rodelas de abacaxi em cubos médios. Colocar todos os ingredientes numa jarra, misturando bem com uma colher. Servir em seguida e, após, armazenar na geladeira.

Capítulo 4
Exercícios Físicos – Movimente-se Para Viver Melhor

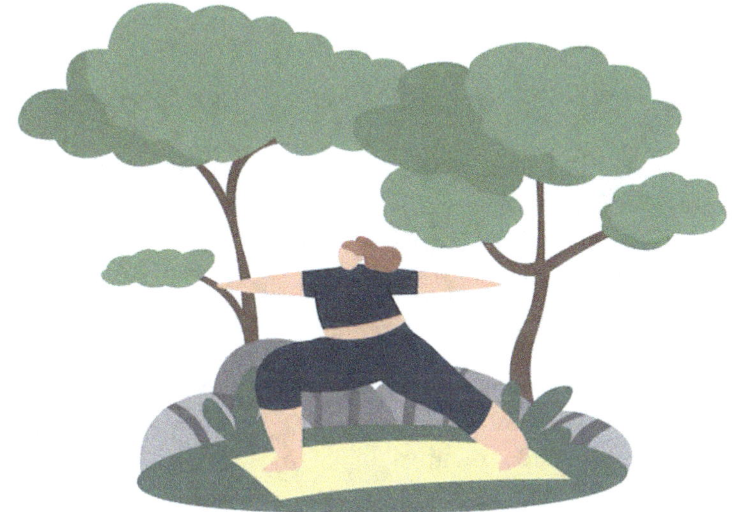

Capítulo 4
Exercícios Físicos – Movimente-se Para Viver Melhor

A prática de atividades físicas regulares é uma das melhores formas de garantir uma vida longa e saudável. Descubra quais exercícios são ideais para cada perfil e como começar uma rotina de treinos.

- ## Seção 4.1: Benefícios dos exercícios para o corpo e a mente.

A prática regular de exercícios físicos traz muitos benefícios para o corpo e a mente, como:

Melhora a saúde mental

Os exercícios liberam hormônios como a endorfina e a serotonina, que contribuem para a sensação de bem-estar e felicidade. Também ajudam a reduzir o estresse e a ansiedade.

Melhora a qualidade do sono

O exercício físico ajuda a estabelecer uma rotina de sono e a prevenir doenças que comprometem a qualidade do sono, como a hipertensão e a artrose.

Melhora a capacidade cognitiva

O exercício melhora a circulação sanguínea no cérebro, o que aumenta a oxigenação e a capacidade de funcionamento.

Protege contra doenças cardiovasculares

A caminhada, por exemplo, ajuda a controlar a pressão sanguínea e a regular os níveis de colesterol.

Melhora a autoestima

A prática de exercícios físicos em grupo pode ajudar na socialização e na abertura para novas amizades.

Melhora o funcionamento do sistema cardiovascular

O corpo humano foi desenhado para o movimento, por isso manter-se ativo melhora o funcionamento do sistema cardiovascular e a respiração.

Capítulo 4
Exercícios Físicos – Movimente-se Para Viver Melhor

- ## Seção 4.2: Exercícios para iniciantes e avançados.

Para Iniciantes:

Postura da Montanha (Tadasana)
Fique de pé, com os pés juntos, distribuindo o peso igualmente.
Alinhe o corpo e respire profundamente, sentindo o enraizamento.
Este exercício melhora o equilíbrio e a concentração.

Postura do Gato e da Vaca (Marjaryasana e Bitilasana)
Em posição de quatro apoios, alterne entre arquear e curvar a
coluna. Na postura do gato, encolha o abdômen e leve o queixo
em direção ao peito; na postura da vaca, eleve a cabeça e empurre
a barriga para baixo. Este exercício alivia tensões na coluna e
melhora a flexibilidade.

Cão Olhando para Baixo (Adho Mukha Svanasana)
Partindo de uma posição de quatro apoios, levante o quadril em
direção ao teto, formando um "V" invertido com o corpo.
Mantenha as mãos e os pés firmes no chão. É excelente para
alongar a coluna e fortalecer braços e pernas.

Para Avançados:

Postura do Corvo (Bakasana)
Posicione-se agachado, com as mãos firmes no chão. Lentamente,
eleve os pés e apoie os joelhos nos braços, transferindo o peso
para as mãos. Esta postura fortalece o core e melhora o equilíbrio.

Postura da Roda (Urdhva Dhanurasana)
Deite-se de costas, flexione os joelhos e coloque as mãos ao lado
dos ombros, com os dedos apontados para os pés. Pressione as
mãos e os pés no chão para elevar o corpo. Este exercício é ótimo
para abrir o peito e fortalecer a coluna...

Capítulo 4
Exercícios Físicos – Movimente-se Para Viver Melhor

Parada de Cabeça (Sirsasana)
Em posição de quatro apoios, entrelace as mãos e coloque a parte superior da cabeça no chão, criando uma base. Levante as pernas, controlando o equilíbrio com o core. Essa postura fortalece o corpo, melhora a circulação e requer atenção plena.
Esses exercícios ajudam a aprimorar a força, flexibilidade e consciência corporal em qualquer estágio da prática. Lembre-se de progredir no seu ritmo e respeitar os limites do seu corpo!

- ## Seção 4.3: Dicas para se manter motivado.

Definir metas: Estabeleça metas realistas e intermediárias, e tenha um propósito claro.
Começar a agir: A motivação surge com a ação.
Praticar hábitos saudáveis: Praticar exercícios físicos, alimentar-se bem e dormir bem ajuda a manter a saúde física e mental, o que impacta na motivação.
Reconhecer a falta de motivação: Questione o que está causando a falta de motivação e analise os possíveis motivos.
Reservar tempo para si: Faça uma lista de atividades que você gostaria de realizar e comece a praticá-las.
Celebrar as vitórias: Recompense-se e celebre as suas vitórias.
Compartilhar os objetivos: Compartilhe o seu objetivo com pessoas importantes.
Utilizar ferramentas de gamificação: Aplicativos como Habitica e SuperBetter transformam as tarefas e metas em um jogo, oferecendo recompensas, desafios e níveis.
Rodear-se de pessoas motivadas: Certifique-se de se manter rodeada de pessoas motivadas e de alto astral.
Lembrar-se dos momentos de pico: Lembre-se dos seus momentos de pico, quando se sentiu mais realizado, mais disposto, mais presente.

Capítulo 5
Alongamento e Flexibilidade – O Poder da Mobilidade

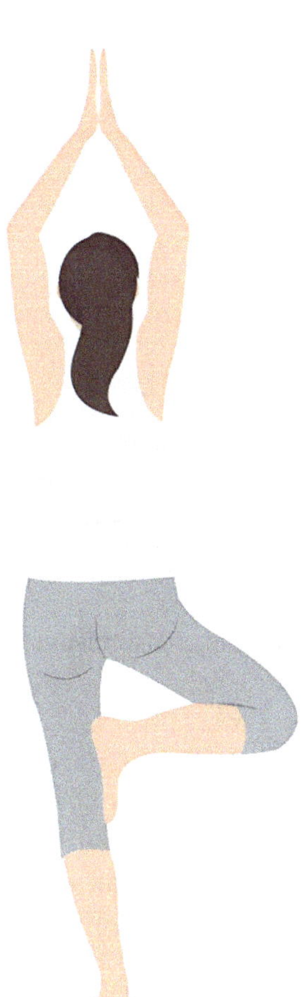

Capítulo 5
Alongamento e Flexibilidade – O Poder da Mobilidade

O alongamento é fundamental para aumentar a flexibilidade, prevenir lesões e melhorar o desempenho físico. Neste capítulo, você aprenderá técnicas simples para incluir em sua rotina diária.

- ### Seção 5.1: A importância do alongamento antes e após os treinos.

O alongamento é importante antes e depois de atividades físicas porque ajuda a melhorar a flexibilidade, a reduzir o risco de lesões e a relaxar os músculos:

Antes do treino

O alongamento prepara os músculos para a atividade física, aumentando o fluxo sanguíneo e a flexibilidade. Isso permite movimentos mais amplos e reduz o risco de lesões, pois os músculos frios e rígidos são mais suscetíveis a rupturas.

Depois do treino

O alongamento ajuda a relaxar os músculos, reduzindo a rigidez e as dores musculares.

O alongamento também traz outros benefícios, como:

- Aumentar a mobilidade das articulações
- Fortalecer ligamentos e tendões
- Melhorar o equilíbrio corporal
- Aumentar a consciência corporal
- Aliviar o estresse, a ansiedade e a depressão

Existem três tipos de alongamento: estático, dinâmico e passivo. O alongamento estático é feito pela própria pessoa, enquanto o passivo depende de outra pessoa para realizar o estiramento. O alongamento dinâmico é uma série de exercícios ativos que aumenta a flexibilidade, a potência e a amplitude de movimentos. Para fazer alongamentos, é importante encontrar uma posição confortável, sustentar-a por 10 a 30 segundos e manter a respiração lenta e controlada.

Capítulo 5
Alongamento e Flexibilidade – O Poder da Mobilidade

• Seção 5.2: Exercícios para melhorar a flexibilidade.

Para melhorar a flexibilidade, você pode fazer exercícios de alongamento, como:

Alongamento gato-vaca

Este exercício é um dos mais eficazes para a coluna, pois trabalha a lombar, que é uma região onde as dores são mais comuns.

Alongamento de panturrilha

Estique uma perna, mantendo apenas o calcanhar no chão, e tente tocar com as mãos nesse pé.

Alongamento de ombros

Sente-se em uma cadeira e leve o braço a frente do peitoral, pressionando-o contra.

Alongamento de isquiotibiais

Alongamento da musculatura posterior da coxa.

Alongamento estático

Mantenha uma determinada posição por um breve período de tempo, geralmente de 10 a 60 segundos.

Alongamento dinâmico

Fique em pé, afaste as pernas conforme a linha dos quadris e apoie-se em algo.

A flexibilidade é uma das capacidades físicas em que se obtêm resultados mais rapidamente. Com alongamento regular, é possível observar adaptações crônicas em 3 a 4 semanas.

Capítulo 5
Alongamento e Flexibilidade – O Poder da Mobilidade

- ## Seção 5.3: Como integrar alongamento à sua rotina diária.

Para integrar o alongamento à sua rotina diária, você pode:
- Escolher um local tranquilo e confortável para se alongar
- Concentrar-se na respiração e relaxar o corpo
- Começar a se alongar lentamente e de forma controlada
- Praticar o alongamento após exercícios físicos ou antes de dormir
- Alongar-se pelo menos três vezes por semana para manter a flexibilidade
- Alongar-se todos os dias ou duas vezes por dia se praticar exercícios físicos com regularidade e tiver algum problema crônico

Alguns alongamentos que você pode fazer são: Alongar os cotovelos, Alongar o pescoço e os ombros, Alongar a coluna, Alongar o quadril e as costas, Alongar as pernas.

O alongamento pode trazer vários benefícios, como: Melhorar a flexibilidade e mobilidade, Reduzir o estresse, Melhorar a postura, Ajudar na recuperação muscular, Revigorar o corpo

Capítulo 6
A Importância do Sono – Como o Descanso Revitaliza o Corpo

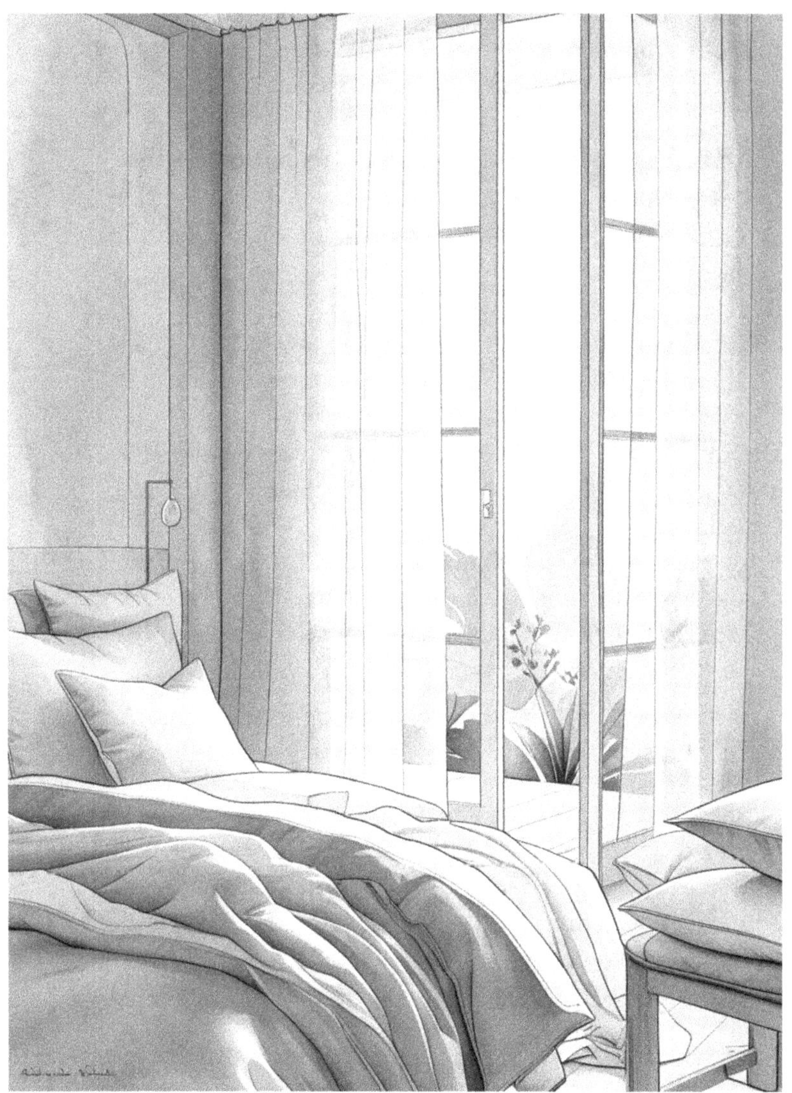

Capítulo 6
A Importância do Sono – Como o Descanso Revitaliza o Corpo

Uma boa noite de sono é essencial para o bem-estar geral. Descubra como melhorar a qualidade do seu sono e os impactos do descanso para a sua saúde física e mental.

• Seção 6.1: Por que o sono é tão importante?

O sono é tão importante para a saúde porque permite que o corpo e a mente se recuperem e se restaurem:
Regula o metabolismo e repõe energias
O sono é um momento de restauração do corpo, em que o metabolismo é regulado e as energias são reportadas.
Limpa o cérebro
Durante o sono, o cérebro elimina impurezas do metabolismo, como a substância neurotóxica beta-amiloide, associada ao Alzheimer.
Fortalece o sistema imunológico
O sono ajuda o corpo a produzir proteínas que fortalecem o sistema imunológico, ajudando a combater infecções.
Melhora a memória e o raciocínio
Dormir bem permite que o cérebro processe melhor as novas experiências e conhecimentos.
Rejuvenesce a pele
Durante o sono, as células da pele se renovam e descansam, e é produzida melatonina, que ajuda a prevenir o envelhecimento.
A privação de sono pode causar problemas de saúde, como:
Alterações de humor
Irritação
Estresse
Perda de memória
Diminuição da capacidade de concentração
Aumento do risco de doenças cardiovasculares e derrames
Diabetes...

Capítulo 6
A Importância do Sono – Como o Descanso Revitaliza o Corpo

Problemas gastrointestinais
Envelhecimento precoce
Para ter um sono reparador, é recomendado:
Praticar atividade física, mas não antes de deitar
Eliminar luzes e barulhos durante a noite
Adotar uma rotina de horários para dormir e acordar
Evitar ingerir álcool 4h antes de dormir
Evitar cafeína pelo menos 6h antes de dormir

• Seção 6.2: Dicas para uma noite de sono tranquila.

Para ter uma noite de sono tranquila, pode seguir algumas dicas:
Evite estímulos
Não faça exercícios intensos, não use o celular ou a televisão, e não consuma cafeína, chás, bebidas energéticas, refrigerantes e chocolate por, no mínimo, seis horas antes de dormir.
Crie uma rotina
Mantenha um horário regular para ir dormir e para se levantar.
Pratique relaxamento
Praticar meditação, exercícios de respiração, yoga, ouvir música lenta ou usar aromaterapia pode ajudar a relaxar o corpo e a mente.
Controle a iluminação
Evite luzes acesas e use cortinas ou blackouts para bloquear a luz externa.
Escolha um ambiente confortável
O quarto deve estar entre 18°C e 21°C, e a roupa de dormir deve ser confortável.

Capítulo 6
A Importância do Sono – Como o Descanso Revitaliza o Corpo

Evite refeições pesadas
Evite fazer refeições pesadas ou consumir muito líquido próximo ao horário do sono.
Evite cochilos diurnos
Cochilos diurnos podem atrapalhar o sono noturno, a não ser que seja para repor energias e durem no máximo 30 minutos.
Se dormir mal frequentemente, pode ser útil consultar um especialista para detetar e tratar as causas do problema.

- **Seção 6.3: Quanto tempo de sono é ideal para cada faixa etária?**

A quantidade ideal de sono varia de acordo com a idade, sendo que o tempo de sono diminui progressivamente com o envelhecimento:
Recém-nascido (0 a 3 meses): 14 a 17 horas por dia
Bebê (4 a 11 meses): 12 a 15 horas por dia
Criança de 1 a 2 anos: 11 a 14 horas por dia
Criança de 3 a 5 anos: 10 a 13 horas por dia
Criança de 6 a 13 anos: 9 a 11 horas por dia
Adolescente (14 a 17 anos): 8 a 10 horas por dia
Jovem adulto (18 a 25 anos): 7 a 9 horas por dia
Adulto (26 a 64 anos): 7 a 9 horas por dia
Idoso (a partir de 65 anos): 7 a 8 horas por dia
Para ter uma boa noite de sono, é importante manter alguns hábitos, como:
Dormir de lado
Usar um travesseiro que preencha o espaço entre a cabeça e o colchão
Manter a coluna cervical e lombar alinhadas
Manter as pernas semiflexionadas
Dormir em um

Capítulo 7
Meditação e Mindfulness – O Equilíbrio Mental

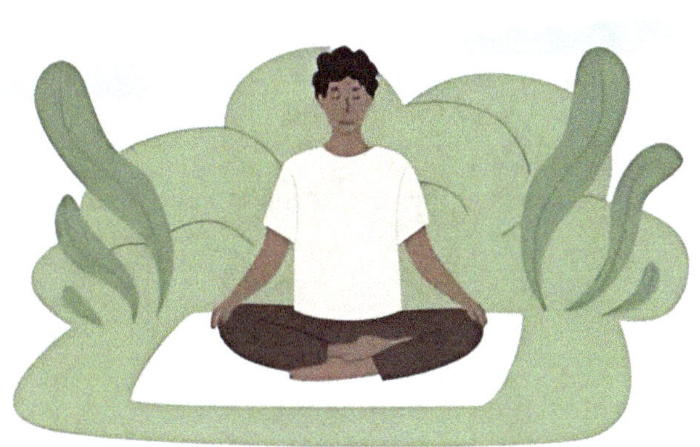

Capítulo 7
Meditação e Mindfulness – O Equilíbrio Mental

A meditação pode reduzir o estresse, melhorar o foco e proporcionar paz interior. Este capítulo traz orientações para começar a praticar meditação e como integrar o mindfulness à sua rotina.

- ## Seção 7.1: Benefícios da meditação para o bem-estar mental.

A meditação pode trazer vários benefícios para a saúde mental, como:

Redução de estresse e ansiedade: A meditação é uma das práticas mais eficazes para reduzir o estresse e a ansiedade.

Melhora do humor: A meditação pode ajudar a melhorar o humor e reduzir a irritabilidade.

Aumento da resiliência emocional: A meditação ajuda a desenvolver a capacidade de lidar com as adversidades de forma equilibrada e adaptativa.

Melhora do sono: A meditação pode ajudar a melhorar a qualidade do sono.

Redução de sintomas de depressão: A meditação pode ajudar a reduzir os sintomas de depressão.

Aumento da concentração e foco: A meditação ajuda a desenvolver a capacidade de concentração e foco.

Melhora da memória: A meditação pode ajudar na memória.

Redução da dor: A meditação pode ajudar a reduzir a dor.

Diminuição da pressão arterial: A meditação pode ajudar a diminuir a pressão arterial.

A meditação é uma prática que consiste em integrar a mente e o corpo, buscando a calma e o bem-estar. Existem várias técnicas de meditação, mas a maioria envolve focar a mente em um único ponto de referência, como a respiração, um som ou uma imagem. A meditação é uma prática simples que pode ser praticada por qualquer pessoa, mesmo dedicando apenas alguns minutos.

Capítulo 7
Meditação e Mindfulness – O Equilíbrio Mental

Seção 7.2: Técnicas básicas de meditação.

Algumas técnicas básicas de meditação são:

Respiração profunda: Inale profundamente pelo tórax e barriga, e expire lentamente. Você pode segurar o ar por 3 a 5 segundos antes de exalar.

Meditação mindfulness: Fique atento ao momento presente, sem se deixar distrair por pensamentos intrusivos.

Meditação com mantras: Repita uma palavra ou frase com propósito durante a meditação.

Algumas dicas para começar a meditar são:

Reserve um momento para você

Escolha uma postura confortável, como a de lótus ou índio

Mantenha uma postura ereta

Preste atenção às partes do corpo que se mexem com a respiração

Quando a mente se distrair, volte a atenção para a respiração

Permita que sentimentos negativos sejam passageiros

Aumente gradualmente o tempo de meditação

Existem várias técnicas de meditação, que podem envolver observar o momento presente, focar na respiração ou não pensar em nada.

Capítulo 7
Meditação e Mindfulness – O Equilíbrio Mental

Seção 7.3: Como praticar mindfulness em atividades diárias.

Para praticar mindfulness em atividades diárias, pode-se:
Observar o corpo e o ambiente: Durante atividades como caminhar, tomar banho ou lavar louça, observe as sensações corporais e o ambiente ao redor.
Focar na respiração: A respiração é uma âncora para a atenção, pois está sempre presente no momento presente.
Deixar as distrações passarem: Deixe as distrações passarem, sem julgá-las.
Ouvir com atenção plena: Ouça com atenção plena, sem antecipar ou julgar as palavras.
Afastar pensamentos pessoais: No trabalho, afaste momentaneamente os pensamentos pessoais para resgatá-los apenas na hora que realmente você puder resolver ou agir.
Algumas dicas para praticar mindfulness são:
Escolher um local confortável
Reservar um horário em que esteja relaxado e livre de interrupções
Escolher uma postura agradável
Retenha a atenção por pelo menos cinco minutos
O mindfulness é uma prática de autoconhecimento que pode melhorar as habilidades sociais e aumentar a empatia.

Capítulo 8
Respiração Consciente – A Chave para o Relaxamento

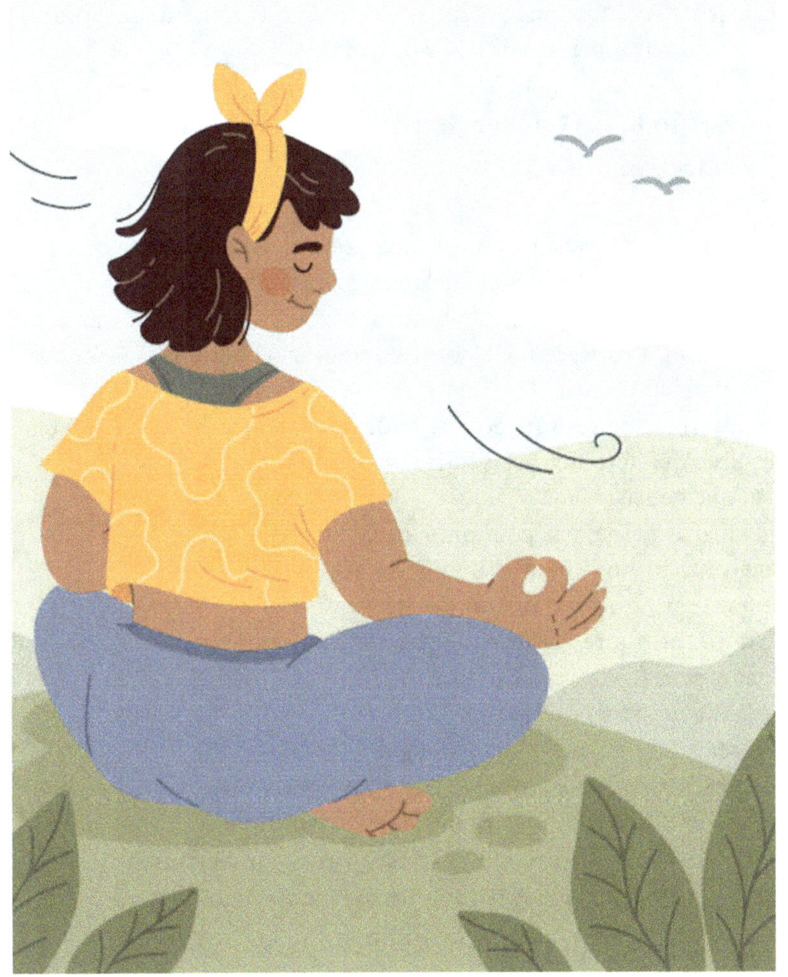

Capítulo 8
Respiração Consciente – A Chave para o Relaxamento

A respiração é uma ferramenta poderosa para reduzir o estresse e a ansiedade. Aqui você aprenderá exercícios simples de respiração para acalmar a mente e relaxar o corpo.

- ### Seção 8.1: O poder da respiração na redução do estresse.

A respiração consciente e profunda pode ajudar a reduzir o estresse e a ansiedade, além de aliviar sintomas de depressão. A respiração correta pode: Melhorar a concentração, Melhorar a autoestima e a imagem corporal, Melhorar o equilíbrio, Promover o relaxamento muscular, Energizar o corpo.
Uma técnica de respiração que pode ajudar a aliviar o estresse é a respiração alternada pelas narinas. Outra técnica é a respiração 4-2-6, que consiste em:
Puxar o ar pelo nariz contando até quatro
Segurar o ar nos pulmões contando até dois
Soltar o ar pela boca contando até seis
Para praticar a respiração consciente, você pode:
Sentar-se reto em uma cadeira
Relaxar o rosto e os ombros
Colocar as mãos perto do estômago
Inspirar contando até quatro e expirar contando até oito
Observar como está respirando por um minuto e como se sente
A prática diária de exercícios respiratórios por cinco minutos pode ajudar a melhorar o humor e reduzir a ansiedade.

Capítulo 8
Respiração Consciente – A Chave para o Relaxamento

- ## Seção 8.2: Técnicas de respiração para diferentes situações.

Existem diversas técnicas de respiração que podem ajudar em diferentes situações, como reduzir o estresse, relaxar e melhorar a concentração. Algumas delas são:

Respiração 4-7-8

Inspire silenciosamente pelo nariz até quatro, segure o ar por sete e expire pela boca até oito. Repita o processo quatro vezes.

Respiração quadrada

Inspire lentamente contando até três, segure o ar por três, expire contando até três e mantenha-se sem ar por mais três.

Respiração abdominal

Inspire e expire movimentando apenas o abdômen, com tranquilidade e profundidade.

Expiração alongada

Inspire pelo nariz por quatro segundos e expire pela boca por oito.

Relaxamento progressivo

Respire lentamente e contraia e relaxe alguns grupos musculares do seu corpo por três segundos.

Alternando as narinas

Inspire pela narina esquerda, feche-a com o dedo anelar e mínimo, expire pela direita. Depois, inspire pela direita, feche-a com o polegar e expire pela esquerda.

Observação do diafragma

Apoie a mão sobre a barriga, um pouco abaixo das costelas, e dê uma leve tossida. Inspire profundamente e note como a barriga se infla.

Uma boa postura também contribui para respirar melhor.

Capítulo 8
Respiração Consciente – A Chave para o Relaxamento

- ### Seção 8.3: Como incluir práticas de respiração no seu dia a dia.

Incluir práticas de respiração no seu dia a dia é uma forma simples e eficaz de reduzir o estresse, melhorar o foco e promover o bem-estar. Aqui estão algumas maneiras fáceis de integrar a respiração consciente à sua rotina:

1. Respiração Consciente ao Acordar
Como fazer: Ao acordar, reserve 5 minutos para respirar profundamente. Sente-se confortavelmente, feche os olhos e inspire lentamente pelo nariz, sentindo seu abdômen expandir. Expire lentamente pela boca. Repita por alguns minutos.
Benefícios: Isso ajuda a começar o dia com calma e foco, além de oxigenar o corpo e preparar a mente para as atividades do dia.

2. Pausas de Respiração Durante o Trabalho
Como fazer: A cada uma ou duas horas de trabalho, faça uma pausa de 2 minutos para respirar profundamente. Levante-se, feche os olhos, e inspire e expire lentamente. Concentre-se apenas na respiração durante esses minutos.
Benefícios: Reduz a tensão acumulada e o estresse durante o expediente, promovendo maior produtividade e clareza mental.

3. Respiração 4-7-8 Antes das Refeições
Como fazer: Antes de começar a comer, pratique a respiração 4-7-8. Inspire pelo nariz por 4 segundos, segure a respiração por 7 segundos e expire lentamente pela boca por 8 segundos. Repita de 3 a 5 vezes.
Benefícios: Ajuda a relaxar, a desacelerar o ritmo e a comer de maneira mais consciente, facilitando a digestão.

Respiração Consciente – A Chave para o Relaxamento

4. Técnica de Respiração Alternada (Nadi Shodhana)
Como fazer: Esta técnica é ótima para momentos de estresse ou antes de dormir. Sente-se confortavelmente, feche a narina direita com o polegar e inspire pela narina esquerda. Depois, feche a narina esquerda com o dedo anelar e expire pela direita. Alterne as narinas durante 5 a 10 minutos.
Benefícios: Promove o equilíbrio entre o corpo e a mente, aliviando o estresse e preparando você para um sono mais reparador.

5. Respiração Diafragmática Durante Exercícios
Como fazer: Durante caminhadas, exercícios ou atividades físicas, concentre-se em respirar de forma mais profunda e lenta, utilizando o diafragma. Inspire pelo nariz, expandindo o abdômen, e expire pela boca ou nariz.
Benefícios: Aumenta a resistência, melhora a circulação e ajuda a evitar fadiga precoce.

6. Respiração Consciente ao Dormir
Como fazer: Antes de dormir, deite-se e coloque uma mão sobre o peito e a outra sobre o abdômen. Inspire pelo nariz profundamente, sentindo o abdômen levantar-se. Expire lentamente pela boca, permitindo que o abdômen desça. Faça isso por 5 a 10 minutos.
Benefícios: Ajuda a acalmar o sistema nervoso e a preparar o corpo para um sono mais profundo e reparador.

Respiração Consciente – A Chave para o Relaxamento

7. Meditação com Foco na Respiração

Como fazer: Separe 10 a 15 minutos diários para uma meditação simples focada na respiração. Sente-se em um local tranquilo, feche os olhos e simplesmente observe sua respiração, sem tentar alterá-la. Quando sua mente divagar, gentilmente traga o foco de volta para o ritmo natural da respiração.

Benefícios: Essa prática ajuda a reduzir o estresse, aumentar a atenção plena e melhorar o humor.

8. Respiração Profunda Durante Situações de Estresse

Como fazer: Quando sentir-se ansioso ou estressado, pare e faça 5 respirações profundas, inspirando pelo nariz e expirando lentamente pela boca. Visualize o estresse saindo a cada expiração.

Benefícios: Isso ajuda a reduzir imediatamente a sensação de ansiedade e traz uma sensação de controle e calma em momentos desafiadores.

Incorporar práticas de respiração no seu cotidiano traz inúmeros benefícios para a saúde mental e física, além de ser uma ferramenta poderosa para melhorar o bem-estar geral.

Capítulo 9
Receitas de Suco Detox – Limpando o Corpo Naturalmente

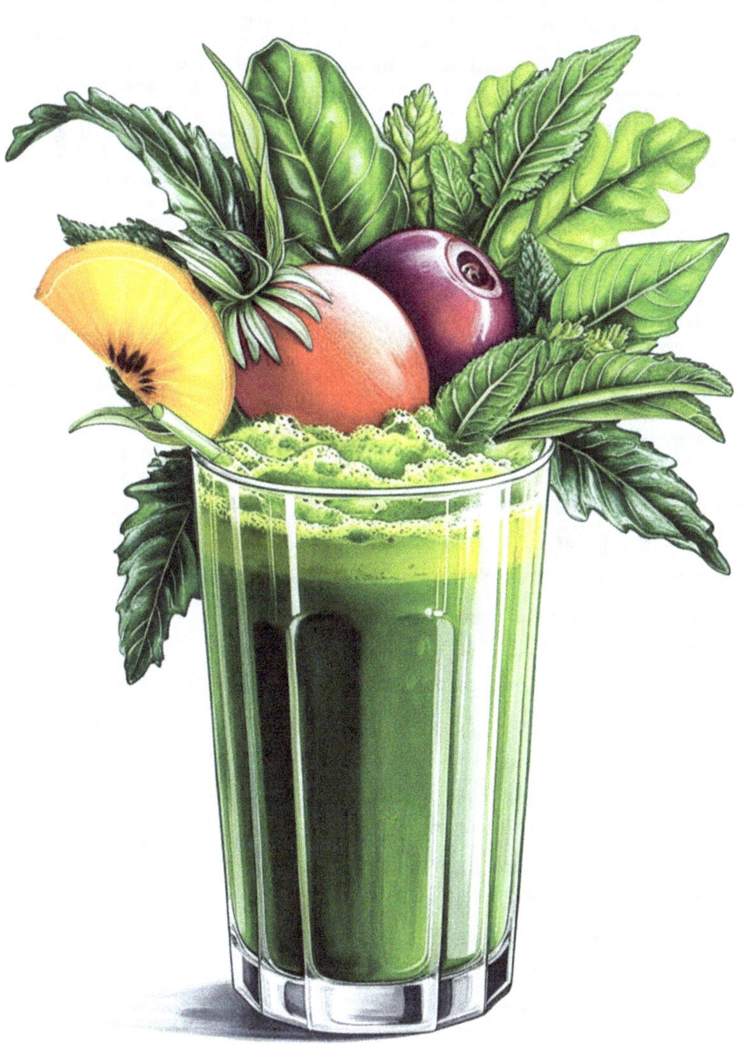

Capítulo 9
Receitas de Suco Detox – Limpando o Corpo Naturalmente

Os sucos detox são ótimos aliados na desintoxicação do corpo e no aumento da energia. Neste capítulo, você encontrará receitas fáceis e deliciosas para incluir em sua alimentação.

• Seção 9.1: Benefícios dos sucos detox para a saúde.

Os sucos detox podem trazer vários benefícios para a saúde, como:

Fortalecimento do sistema imunológico: A ação antioxidante dos sucos detox ajuda a proteger as células e a melhorar a saúde da pele.

Redução do inchaço: Os sucos detox ajudam a combater a retenção de líquidos e a eliminar o excesso de toxinas e resíduos do corpo.

Melhora do funcionamento do intestino: Os sucos detox podem ajudar a melhorar o funcionamento do intestino.

Controle do colesterol e da glicemia: Os sucos detox podem ajudar a controlar o colesterol e a glicemia.

Aumento da saciedade: Os sucos detox são ricos em fibras e em alimentos que ajudam a diminuir o apetite e a proporcionar a sensação de saciedade.

Hidratação do corpo: Os sucos detox são uma excelente fonte de água e ajudam a hidratar o corpo.

Os sucos detox são feitos a partir de frutas e vegetais, e podem ser consumidos de diversas formas, como o suco de couve, limão e pepino, de tomate, ou de aipo com abacaxi.

Para obter bons resultados, é importante manter uma alimentação equilibrada e saudável, praticar atividade física e não exagerar no consumo de sucos detox.

Capítulo 9
Receitas de Suco Detox – Limpando o Corpo Naturalmente

- ## Seção 9.2: Receitas simples de sucos detox.

Aqui estão algumas receitas simples de sucos detox para incluir no seu dia a dia. Esses sucos ajudam a eliminar toxinas do corpo, aumentam a energia e promovem uma sensação de bem-estar.

1. Suco Detox Verde com Limão
Ingredientes:

2 folhas de couve
Suco de 1 limão
1 pedaço pequeno de gengibre
1 maçã verde
200 ml de água de coco

Modo de Preparo:

Bata todos os ingredientes no liquidificador até obter uma mistura homogênea.
Coe, se preferir, e sirva gelado.
Benefícios: A couve é rica em antioxidantes e fibras, enquanto o limão e o gengibre ajudam na digestão e estimulam a limpeza do fígado.

Receitas de Suco Detox – Limpando o Corpo Naturalmente

2. Suco de Abacaxi com Hortelã
Ingredientes:

2 fatias de abacaxi
5 folhas de hortelã
Suco de 1/2 limão
200 ml de água

Modo de Preparo:

Bata todos os ingredientes no liquidificador até que fiquem bem misturados.
Sirva com gelo, se desejar.
Benefícios: O abacaxi contém bromelina, uma enzima que auxilia na digestão, e a hortelã traz frescor e melhora a saúde digestiva.

3. Suco de Melancia com Gengibre
Ingredientes:

2 fatias de melancia (sem sementes)
1 pedaço pequeno de gengibre
Suco de 1/2 limão

Modo de Preparo:

Coloque todos os ingredientes no liquidificador e bata bem.
Sirva sem coar para aproveitar as fibras da melancia.
Benefícios: A melancia é diurética e ajuda na eliminação de líquidos, enquanto o gengibre acelera o metabolismo e tem propriedades anti-inflamatórias.

Receitas de Suco Detox – Limpando o Corpo Naturalmente

4. Suco Detox de Cenoura com Laranja
Ingredientes:

1 cenoura média
Suco de 2 laranjas
1 colher de chá de linhaça dourada
100 ml de água

Modo de Preparo:

Bata a cenoura, o suco de laranja e a água no liquidificador até que fique bem misturado.
Acrescente a linhaça e bata rapidamente.
Benefícios: A cenoura é rica em betacaroteno, que melhora a saúde da pele, e a laranja fornece vitamina C, ajudando na imunidade e na desintoxicação.

Receitas de Suco Detox – Limpando o Corpo Naturalmente

5. Suco Detox de Maçã com Pepino
Ingredientes:

1 maçã verde
1/2 pepino
1 folha de couve
Suco de 1 limão
200 ml de água

Modo de Preparo:

Bata todos os ingredientes no liquidificador até obter um suco homogêneo.
Sirva gelado, sem coar, para aproveitar as fibras.
Benefícios: O pepino tem efeito diurético e ajuda a hidratar, enquanto a maçã verde e o limão são ricos em antioxidantes que auxiliam na limpeza do organismo.

Esses sucos são ótimas opções para incluir em uma rotina saudável, ajudando na hidratação, digestão e eliminação de toxinas.

Capítulo 9
Receitas de Suco Detox – Limpando o Corpo Naturalmente

- ### Seção 9.3: Como incluir o detox na sua rotina semanal.

Incluir o detox na sua rotina semanal pode ser uma ótima forma de manter o corpo em equilíbrio, eliminar toxinas e aumentar a energia. Seguem algumas dicas de como integrar essas práticas de forma saudável e prática no seu dia a dia:

1. Comece o Dia com Sucos Detox

Uma maneira simples de iniciar a desintoxicação é incluir um suco detox como a primeira refeição do dia, pelo menos 3 a 4 vezes na semana. Isso ajuda a limpar o organismo e a fornecer nutrientes essenciais logo de manhã.

Dica: Prepare o suco na noite anterior para facilitar a rotina. Utilize ingredientes como couve, gengibre, limão e frutas ricas em fibras.

2. Substitua um Lanche por Sucos ou Chás Detox

Durante a semana, escolha um lanche, como o da tarde, e substitua por um suco detox ou chá diurético. Além de reduzir a ingestão calórica, essas opções ajudam o corpo a eliminar líquidos e toxinas acumuladas.

Chás diuréticos recomendados: Chá verde, chá de hibisco ou chá de cavalinha.

3. Faça Refeições Leves em Dias Específicos

Escolha 1 ou 2 dias da semana para focar em refeições mais leves, compostas por alimentos frescos, vegetais crus, saladas, sopas detox e proteínas magras. Isso ajuda a dar um "descanso" ao seu sistema digestivo e facilita a eliminação de toxinas.

Exemplo de refeição detox: Salada de folhas verdes com quinoa, abacate e uma fonte de proteína magra (como frango grelhado ou tofu).

Receitas de Suco Detox – Limpando o Corpo Naturalmente

4. Hidrate-se Regularmente com Água e Infusões

A hidratação é essencial para o processo de desintoxicação. Beba bastante água ao longo do dia, e inclua infusões detox de água com limão, gengibre e pepino. Tente beber pelo menos 2 a 3 litros de água diariamente.

Dica: Prepare garrafas de água aromatizadas com frutas e ervas para consumir durante o dia.

5. Planeje um Dia de Detox Completo

Escolha um dia da semana para fazer um detox mais profundo. Neste dia, consuma apenas líquidos e alimentos ricos em fibras e antioxidantes, como sucos, smoothies e sopas detox.

Exemplo de cardápio para um dia detox:

Café da manhã: Suco verde com couve, maçã, gengibre e limão.

Lanche: Chá de hibisco.

Almoço: Sopa de legumes leve.

Lanche da tarde: Smoothie de frutas vermelhas com chia.

Jantar: Salada de folhas verdes e abacate.

6. Inclua Atividades Físicas

O detox não se resume apenas à alimentação, mas também ao estilo de vida. Movimente-se regularmente, seja com caminhadas, yoga ou treinos mais intensos. O exercício físico ajuda a liberar toxinas através do suor e melhora a circulação.

Dica: Adicione exercícios de respiração profunda ou práticas de yoga focadas na desintoxicação, como a torção do tronco, que estimula a digestão e a eliminação de resíduos.

7. Evite Alimentos Processados e Açúcar Refinado
Para manter o corpo em um estado de desintoxicação contínua,
evite alimentos ultraprocessados, ricos em açúcares refinados,
gorduras ruins e aditivos químicos. Quanto mais naturais forem
os alimentos que você consome, menos toxinas seu corpo
acumula.
Trocas inteligentes: Substitua snacks processados por frutas
frescas e oleaginosas, e opte por refeições caseiras em vez de fast
food.

8. Priorize o Sono e o Descanso
O sono é fundamental para o processo de desintoxicação, pois é
durante o sono que o corpo se regenera e elimina toxinas de forma
eficiente. Tente dormir entre 7 e 8 horas por noite e, se possível,
faça pausas ao longo do dia para relaxar e respirar
profundamente.

9. Inclua Alimentos Detox no Dia a Dia
Adicione alimentos que possuem propriedades detoxificantes em
suas refeições diárias. Alimentos como gengibre, cúrcuma, alho,
brócolis, espinafre, abacate e sementes de chia são excelentes para
auxiliar no processo de limpeza do organismo.
Dica: Tempere suas refeições com cúrcuma e gengibre para
potencializar os efeitos detox e aumentar a imunidade.

Receitas de Suco Detox – Limpando o Corpo Naturalmente

10. Faça um Diário Detox

Mantenha um registro das suas práticas de detox ao longo da semana. Anote o que você comeu, como se sentiu após as refeições, os níveis de energia, e quais os dias você se dedicou mais ao detox. Isso vai ajudar a monitorar seu progresso e identificar o que funciona melhor para o seu corpo.

Concluindo, incorporar práticas de detox na sua rotina semanal não precisa ser complicado. Pequenas mudanças, como adicionar sucos verdes, evitar alimentos processados, beber mais água e fazer pausas para respirar, já podem trazer grandes benefícios. A chave é manter a consistência e adaptar essas práticas ao seu estilo de vida.

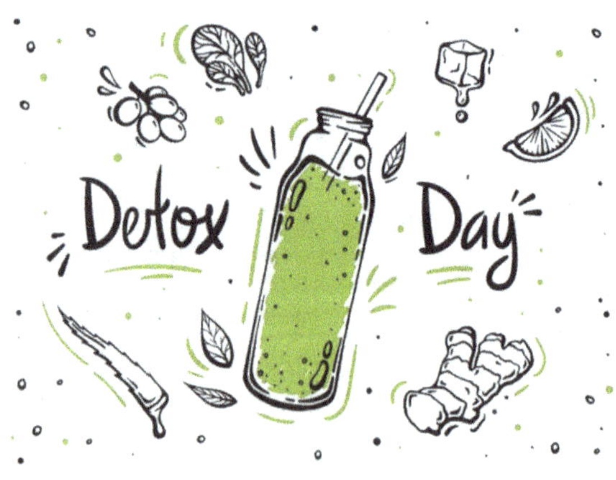

Capítulo 10
Receitas de Smoothies Nutritivos – Energia para o Dia Todo

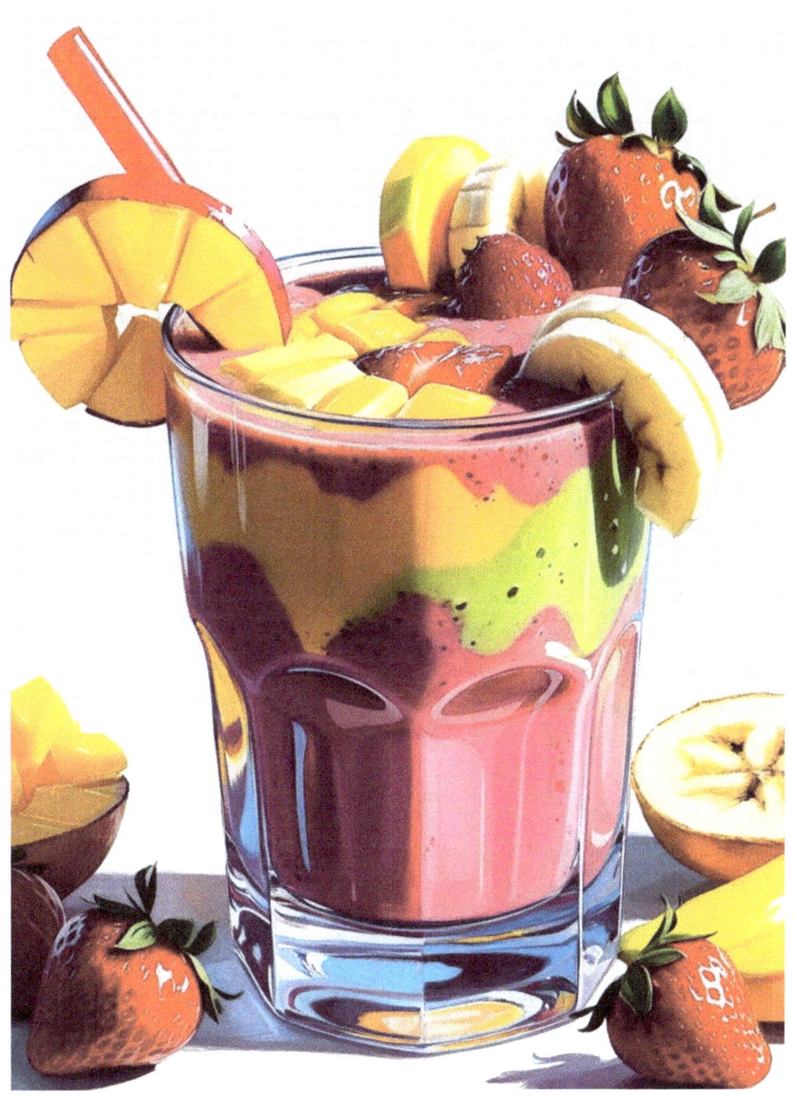

Capítulo 10
Receitas de Smoothies Nutritivos – Energia para o Dia Todo

Smoothies são opções rápidas e nutritivas para quem busca uma alimentação saudável e cheia de energia. Confira receitas práticas para qualquer momento do dia.

- ## Seção 10.1: Os benefícios dos smoothies na dieta diária.

Os smoothies podem ser uma opção saudável e nutritiva para a dieta diária, pois são feitos com ingredientes naturais, como frutas, legumes e verduras.

Alguns dos benefícios de consumir smoothies são:

Os smoothies podem fornecer nutrientes essenciais, como vitaminas e minerais, de forma saborosa e refrescante.

Antioxidantes

A adição de antioxidantes, como cacau em pó, gengibre, açafrão e canela, pode ajudar a fortalecer o sistema imunológico.

Sensação de bem-estar

Ingredientes como cacau e banana ajudam na produção de serotonina, o que pode causar uma sensação de bem-estar e energia.

Melhora da pele

Os antioxidantes presentes em frutas como morango, laranja e kiwi podem melhorar a aparência da pele e a sua elasticidade.

Calorias

Um copo de 150 ml de smoothie tem no máximo 80 calorias, sendo uma opção menos calórica do que o milk shake e o sorvete.

Fibra

A adição de ingredientes como brócolis e couve aumenta a quantidade de fibra na bebida.

Os smoothies podem ser consumidos em lanches intermediários, como meio da manhã ou meio da tarde, e também antes e depois do treino. **No entanto, não devem substituir as refeições principais de almoço e jantar.**

Capítulo 10
Receitas de Smoothies Nutritivos – Energia para o Dia Todo

- ## Seção 10.2: Receitas de smoothies para pré e pós-treino.

Aqui estão algumas receitas de smoothies ideais para o pré e pós-treino, proporcionando energia antes do exercício e auxiliando na recuperação após o treino. Cada receita é rica em nutrientes que ajudam a melhorar o desempenho e a recuperação muscular.

Smoothies para Pré-Treino

1. Smoothie Energético de Banana e Aveia

Este smoothie é excelente para fornecer energia de longa duração, graças aos carboidratos da banana e da aveia.

Ingredientes:

1 banana madura
2 colheres de sopa de aveia
1 colher de chá de mel
200 ml de leite vegetal (ou leite desnatado)
1 colher de sopa de manteiga de amendoim (opcional)
Gelo a gosto

Modo de Preparo:

Bata todos os ingredientes no liquidificador até obter uma mistura homogênea.
Sirva imediatamente.
Benefícios: A banana fornece potássio e energia rápida, a aveia oferece carboidratos de baixo índice glicêmico e a manteiga de amendoim é uma boa fonte de gordura saudável e proteínas.

Capítulo 10
Receitas de Smoothies Nutritivos – Energia para o Dia Todo

2. Smoothie Verde com Abacate e Espinafre
Rico em gorduras saudáveis e antioxidantes, este smoothie ajuda a dar energia sem sobrecarregar o estômago antes do treino.

Ingredientes:

1/2 abacate
1 punhado de folhas de espinafre
1 maçã verde
Suco de 1/2 limão
200 ml de água de coco
Gelo a gosto

Modo de Preparo:

Coloque todos os ingredientes no liquidificador e bata até ficar bem cremoso.
Sirva gelado.
Benefícios: O abacate é rico em gorduras boas que fornecem energia, enquanto o espinafre e a maçã verde são fontes de antioxidantes e fibras.

Capítulo 10
Receitas de Smoothies Nutritivos – Energia para o Dia Todo

Smoothies para Pós-Treino

3. Smoothie de Proteína de Morango com Chia

Este smoothie é perfeito para a recuperação muscular após o treino, já que combina uma boa quantidade de proteínas e carboidratos de rápida absorção.

Ingredientes:

1 xícara de morangos congelados
1 dose de whey protein (sabor baunilha ou morango)
1 colher de sopa de sementes de chia
200 ml de leite de amêndoas (ou outro leite vegetal)
Gelo a gosto

Modo de Preparo:

Bata todos os ingredientes no liquidificador até obter uma mistura cremosa.
Consuma imediatamente após o treino.
Benefícios: O whey protein auxilia na recuperação muscular, enquanto os morangos fornecem antioxidantes e vitamina C para ajudar na reparação tecidual.

Receitas de Smoothies Nutritivos – Energia para o Dia Todo

4. Smoothie Pós-Treino de Manga e Coco
Este smoothie é ideal para reposição de energia e eletrólitos após um treino intenso, especialmente para quem transpira bastante.

Ingredientes:

1/2 manga madura
200 ml de água de coco
1 colher de sopa de coco ralado sem açúcar
1 colher de chá de linhaça
Gelo a gosto

Modo de Preparo:

Bata todos os ingredientes no liquidificador até que fiquem homogêneos.
Sirva gelado.
Benefícios: A água de coco repõe os eletrólitos perdidos no suor, enquanto a manga oferece carboidratos naturais que ajudam a restaurar os níveis de energia.

Capítulo 10
Receitas de Smoothies Nutritivos – Energia para o Dia Todo

5. Smoothie de Banana com Proteína e Café
Perfeito para quem gosta de um reforço extra de energia, este smoothie combina banana, café e proteína para acelerar a recuperação muscular e manter você energizado.

Ingredientes:

1 banana madura
1 xícara de café preto frio (ou descafeinado, se preferir)
1 dose de whey protein (sabor chocolate ou baunilha)
1 colher de sopa de cacau em pó
200 ml de leite desnatado ou leite vegetal
Gelo a gosto

Modo de Preparo:

Coloque todos os ingredientes no liquidificador e bata até obter uma mistura cremosa.
Beba logo após o treino para máxima eficácia.
Benefícios: O café estimula o metabolismo, e a proteína auxilia na recuperação e construção muscular. A banana ajuda a repor o potássio perdido durante o exercício.

Esses smoothies são práticos e deliciosos, ajudando a otimizar a performance antes do treino e a acelerar a recuperação muscular após a atividade física.

Capítulo 10
Receitas de Smoothies Nutritivos – Energia para o Dia Todo

- ## Seção 10.3: Como equilibrar os ingredientes para um smoothie perfeito.

Para equilibrar os ingredientes de um smoothie, você pode considerar:

Frutas e vegetais

Se você quer um smoothie low carb, use mais vegetais do que frutas.

Para um equilíbrio, você pode usar metade de uma banana e um punhado de frutas vermelhas.

Gorduras saudáveis

Adicione uma gordura saudável, como polpa de açaí, abacate, manteiga de coco ou pasta de nuts, para ajudar a absorver as vitaminas das frutas e vegetais.

Proteína

Adicione uma proteína, como iogurte grego ou comum, para ajudar a sentir saciedade.

Superalimentos

Adicione superalimentos, como sementes de chia ou espirulina, para aumentar o valor nutricional do smoothie.

Toppings

Polvilhe um pouco de canela ou baunilha para adoçar sem açúcar.

Outros pontos a considerar são:

Use um liquidificador de boa qualidade para deixar o smoothie cremoso.

Se as frutas não forem congeladas, adicione gelo.

Consuma o smoothie logo após o preparo para preservar os nutrientes.

Guarde o smoothie na geladeira por até 48 horas, na lancheira por até 5 horas ou no congelador por até 7 dias.

Capítulo 11
Caminhadas – O Exercício Simples e Eficaz

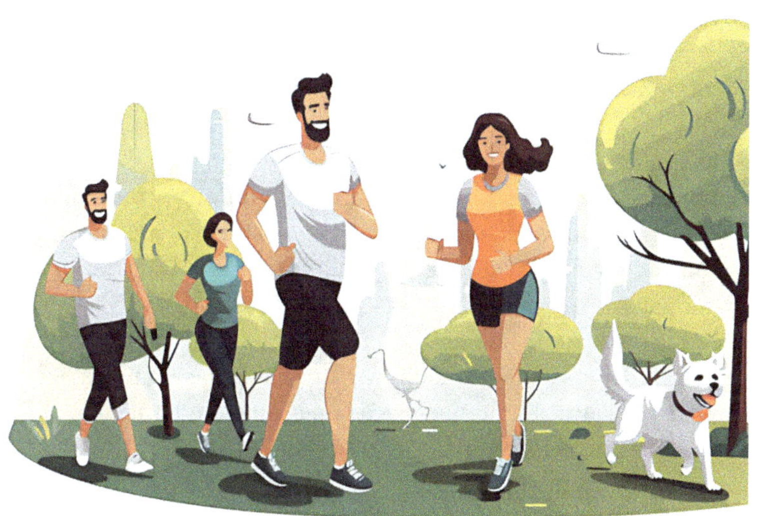

Capítulo 11
Caminhadas – O Exercício Simples e Eficaz

Caminhar é uma das formas mais acessíveis de atividade física. Vamos explorar os benefícios das caminhadas e como torná-las parte da sua rotina.

- ## Seção 11.1: Benefícios das caminhadas para o corpo e a mente.

A caminhada tem muitos benefícios para o corpo e para a mente, como:

Saúde mental

A caminhada libera endorfina, um hormônio que proporciona alegria e relaxamento, e pode ajudar a afastar a depressão. Caminhar em áreas verdes pode melhorar o humor e a autoestima.

Saúde física

A caminhada ajuda a manter o peso em equilíbrio, a emagrecer, a fortalecer os músculos, a melhorar a circulação sanguínea e a regular a respiração. O impacto dos pés no chão também é benéfico para os ossos.

Controle de vícios

Caminhar pode ajudar a reduzir o desejo por comer doces e a diminuir a vontade de fumar.

Prevenir doenças

A caminhada pode ajudar a prevenir doenças como a diabetes, pois diminui os níveis de açúcar no sangue.

Melhorar o sono

A caminhada durante o dia aumenta a produção de adrenalina, uma substância estimulante.

Fortalecer a memória

A caminhada fortalece os circuitos de memória e pode ajudar a retardar o Alzheimer.

Capítulo 11
Caminhadas – O Exercício Simples e Eficaz

• Seção 11.2: Dicas para caminhar de forma eficiente.

Para caminhar de forma eficiente, você pode:

Preparar-se

Fazer alongamentos antes e depois da caminhada, e usar roupas confortáveis e calçados adequados.

Manter a postura

Manter o tronco reto, os ombros e pescoço relaxados, e os pés, joelhos e quadril alinhados.

Pisar corretamente

Aterrissar o pé no solo com o calcanhar, depois com a planta do pé. Evitar pisar com a ponta do pé ou "marretar" o chão.

Balançar os braços

Manter os braços para baixo e ligeiramente dobrados, e balançá-los para gerar equilíbrio.

Manter o abdômen contraído

Manter o abdômen contraído para manter a coluna retinha.

Respirar profundamente

Respirar profundamente durante a caminhada.

Variar o terreno

Caminhar em diferentes terrenos, como grama, areia, trilhas, ou na esteira.

Escolher um lugar agradável

Caminhar em lugares que você goste, como uma parte da cidade que você acha bonita.

Convidar um amigo

Caminhar com um amigo pode ser mais divertido e exigirá mais da sua respiração.

Capítulo 11
Caminhadas – O Exercício Simples e Eficaz

Seção 11.3: Como aumentar a intensidade das caminhadas.

Para aumentar a intensidade da caminhada, você pode:
Fazer intervalos: Alterne períodos de alta intensidade com períodos de recuperação. Por exemplo, caminhe rapidamente por um minuto e depois caminhe mais lentamente por um minuto.
Variar o terreno: Caminhe em diferentes superfícies, como grama, areia, asfalto ou trilhas irregulares. Também pode incluir ladeiras ou aclives no seu percurso.
Adicionar resistência: Carregue uma mochila com pesos. Comece com não mais que sete quilos numa mochila com cinto de quadril.
Incluir elementos de esforço extra: Suba escadas, rampas ou a arquibancada de um estádio de futebol.
Mudar a rota: Experimente mudar a rota em alguns dias.
Chamar pessoas para ir junto: Caminhar com outras pessoas pode tornar a atividade mais prazerosa.
A intensidade ideal é aquela que permite manter uma conversação sem falta de ar e sem desconfortos.

Capítulo 12
Pilates – Fortalecimento e Alongamento em um Só Exercício

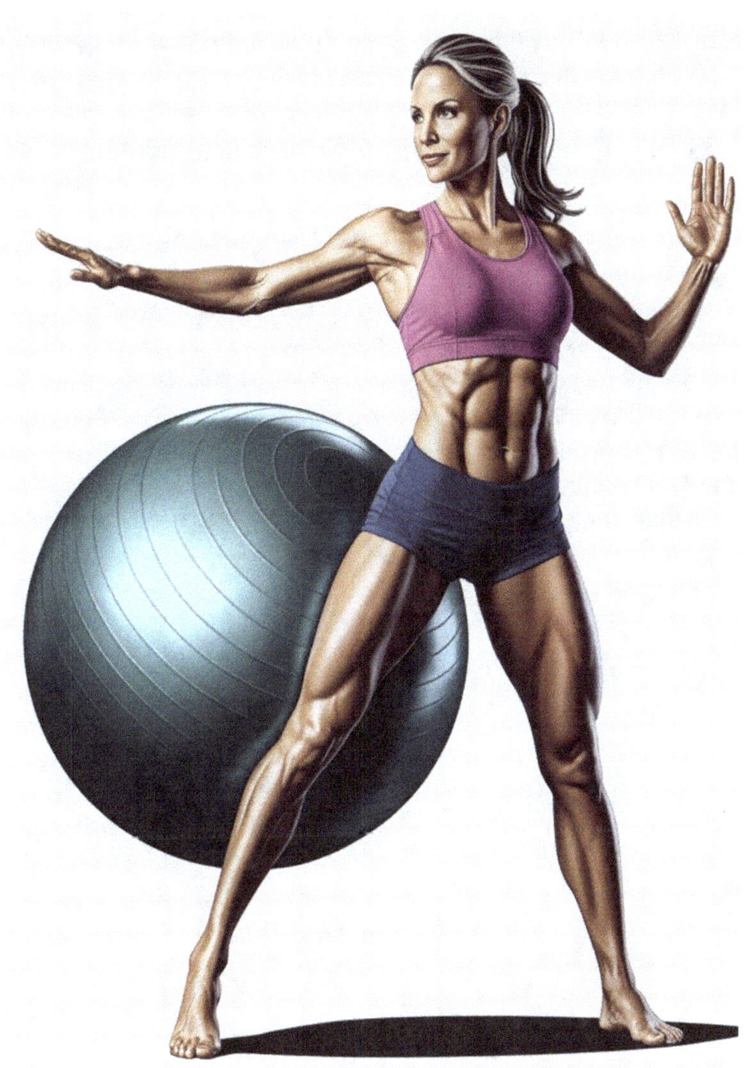

Capítulo 12
Pilates – Fortalecimento e Alongamento em um Só Exercício

O pilates é uma atividade que fortalece os músculos e melhora a postura. Descubra como essa prática pode transformar seu corpo e melhorar sua flexibilidade.

• Seção 12.1: O que é pilates e seus benefícios.

O pilates é um método de exercícios físicos que trabalha a conexão entre a mente e o corpo, e que traz muitos benefícios, como:
Fortalecimento muscular
Aumento da flexibilidade
Melhora da postura
Conscientização corporal
Melhora da respiração
Alinhamento da coluna
Prevenção de lesões
Combate a dores
Auxílio na perda de peso
O pilates foi criado pelo alemão Joseph Pilates e é praticado por meio de alongamentos e exercícios de resistência. Os exercícios podem ser feitos no solo, com o peso do próprio corpo, ou com equipamentos como pesos, molas, bolas ou aparelhos específicos.
O pilates é reconhecido por ser eficaz no combate a doenças reumáticas, como osteoporose, tendinite, bursite e artrose.
É importante praticar o pilates de forma regular para garantir os benefícios e promover a qualidade de vida.

Capítulo 12
Pilates – Fortalecimento e Alongamento em um Só Exercício

- ## Seção 12.2: Exercícios básicos de pilates para iniciantes.

Alguns exercícios de pilates básicos para iniciantes são:

Rolagem para a parede

Encoste a cabeça e a coluna na parede, inspire e role a cabeça e a coluna para baixo na expiração. Na próxima expiração, ative o abdômen e role a coluna para cima, vértebra a vértebra. Repita 8 a 10 vezes.

Círculos com uma perna

Deite-se de costas, com as pernas estendidas e os braços ao longo do corpo. Eleve uma perna em direção ao teto e faça círculos para fora. Abaixe a perna e repita com a outra.

Onda abdominal

Deite-se de costas, com as pernas dobradas, os pés no chão e os braços atrás da cabeça. Contraia o abdômen, dobre o queixo e enrole a cabeça, o pescoço e os ombros. Inverta o movimento para voltar ao início. Repita 10 vezes em dois conjuntos.

Outros exercícios de pilates são:

The Hundred

The Roll Up

The Saw

The Swan

The Side Kick

The Teaser

The Bridge

The Spine Stretch

Para praticar pilates em casa, não é necessário comprar equipamentos, mas apenas o peso do corpo e disposição. Se houver espaço e condições financeiras, é possível investir em uma bola ou faixa elástica.

Capítulo 12
Pilates – Fortalecimento e Alongamento em um Só Exercício

- ## Seção 12.3: Como montar uma rotina de pilates em casa.

Montar uma rotina de Pilates em casa é uma excelente maneira de melhorar a flexibilidade, fortalecer o corpo e reduzir o estresse, tudo no conforto do seu lar. O Pilates foca no fortalecimento do core (músculos abdominais, lombares e pélvicos), além de trabalhar a postura e o controle da respiração. A seguir, veja como você pode estruturar sua própria rotina de Pilates em casa:

1. Escolha o Local Ideal
O espaço escolhido para praticar Pilates deve ser tranquilo, bem ventilado e ter espaço suficiente para se mover livremente. Use um colchonete (mat) ou tapete de yoga para maior conforto nas execuções dos exercícios.
Dica: Evite locais com muitos móveis ou distrações. Um ambiente com luz natural pode ser muito benéfico para a concentração.

2. Utilize Equipamentos Básicos (Opcional)
Embora o Pilates possa ser feito apenas com o peso do corpo, alguns equipamentos podem ajudar a aumentar a eficácia e variedade dos exercícios. Veja os equipamentos básicos que podem ser úteis:
Faixa elástica de resistência
Bola de Pilates
Anel de Pilates (ou círculo mágico)
Halteres leves (1 a 2 kg)
Rolo de espuma
Esses acessórios ajudam a intensificar os exercícios e a trabalhar diferentes grupos musculares de forma eficiente.

Capítulo 12
Pilates – Fortalecimento e Alongamento em um Só Exercício

3. Estruture sua Sessão de Pilates

Uma rotina de Pilates típica consiste em três partes principais: aquecimento, exercícios principais, e alongamento final. Aqui está um exemplo básico de como estruturar sua prática:

Aquecimento (5-10 minutos)

Antes de iniciar os movimentos principais, é importante preparar o corpo com um aquecimento leve. Isso ajuda a melhorar a circulação, aumentar a temperatura corporal e ativar os músculos.

Respiração com controle: Sente-se com as pernas cruzadas ou deite-se de costas, inspire profundamente pelo nariz e expire pela boca, focando em contrair os músculos do core ao expirar.

Movimento de ombros: Faça movimentos circulares lentos com os ombros para aquecê-los.

Gato e vaca (Cat-Cow): Em quatro apoios, alterne entre arquear a coluna para cima (gato) e abaixar a coluna, levantando o peito (vaca). Isso mobiliza a coluna vertebral.

Exercícios Principais (20-30 minutos)

Esses exercícios são focados no fortalecimento do core, alongamento e controle muscular. Mantenha a respiração fluida durante todo o treino e faça movimentos controlados. Abaixo estão alguns exercícios clássicos de Pilates que podem ser incluídos:

The Hundred (Cem)

Foco: Aquecimento, ativação do core

Como fazer: Deite-se de costas, eleve as pernas a 90 graus (ou mantenha-as retas) e levante os ombros do chão. Estique os braços paralelos ao corpo e comece a "bombear" os braços para cima e para baixo enquanto inspira e expira. Repita por 10 ciclos de respiração.

Capítulo 12
Pilates – Fortalecimento e Alongamento em um Só Exercício

Single Leg Stretch (Alongamento de uma perna)
Foco: Abdômen, flexibilidade
Como fazer: Deitado de costas, levante a cabeça e os ombros.
Traga um joelho ao peito enquanto estica a outra perna para fora.
Alterne as pernas enquanto puxa uma perna para o peito e estica a
outra, mantendo o core firme.

Plank (Prancha)
Foco: Core, ombros, glúteos
Como fazer: Fique na posição de prancha com os antebraços no
chão e o corpo reto. Contraia o abdômen e segure a posição por
30 segundos a 1 minuto.

Leg Circles (Círculos com a perna)
Foco: Quadris, core
Como fazer: Deite-se de costas com uma perna estendida no chão
e a outra levantada. Faça círculos no ar com a perna levantada,
mantendo o quadril estável. Alterne a perna após completar 8-10
círculos.

Swimming (Natação)
Foco: Lombar, core, glúteos
Como fazer: Deite-se de barriga para baixo e levante o braço
direito junto com a perna esquerda. Depois, troque e levante o
braço esquerdo e a perna direita. Continue alternando
rapidamente, como se estivesse nadando.

Capítulo 12
Pilates – Fortalecimento e Alongamento em um Só Exercício

Side-Lying Leg Lifts (Elevação de pernas de lado)
Foco: Glúteos, abdômen lateral
Como fazer: Deite-se de lado, com o corpo reto. Levante a perna de cima enquanto mantém o corpo estável e o core firme. Faça 10-12 repetições e depois troque de lado.
Alongamento e Relaxamento Final (5-10 minutos)
Após os exercícios principais, é importante relaxar os músculos e alongá-los para evitar dores e promover flexibilidade.

Alongamento do Gato e Vaca: Repita o movimento para aliviar a coluna.
Alongamento de Pernas: Deitado, puxe uma perna em direção ao peito e mantenha a posição por 20 segundos. Alterne as pernas.
Criança Feliz: Deite-se de costas, segure os pés com as mãos e balance suavemente de um lado para o outro para alongar a lombar.

4. Frequência e Duração
Iniciantes: Tente praticar Pilates 2 a 3 vezes por semana, começando com sessões de 20 a 30 minutos.
Intermediários/Avançados: Aumente gradualmente para 4 a 5 vezes por semana, com sessões de 45 a 60 minutos.

5. Benefícios da Respiração no Pilates
A respiração é um dos pilares do Pilates e é essencial para o controle dos movimentos. Ao longo dos exercícios, inspire profundamente pelo nariz e expire pela boca, concentrando-se em ativar o core durante a expiração. Isso melhora a eficiência dos exercícios e ajuda a manter o foco.

Capítulo 12
Pilates – Fortalecimento e Alongamento em um Só Exercício

6. Cuidados e Dicas Importantes

Mantenha o controle: Faça os movimentos devagar e controlados. Não se apresse.

Postura é tudo: Mantenha a coluna reta e evite curvar as costas de forma inadequada.

Respeite seu corpo: Não force os exercícios. Se sentir dor (além do desconforto muscular normal), interrompa o movimento.

7. Use Recursos Online

Existem muitos tutoriais e aulas online gratuitas de Pilates que podem ajudar a guiar sua prática. Plataformas como YouTube ou aplicativos específicos de Pilates podem fornecer orientação detalhada e exemplos visuais de como realizar os exercícios corretamente.

Com essa estrutura, você pode começar a praticar Pilates em casa de forma simples e eficaz. Lembre-se de que a consistência é a chave para obter resultados, então tente criar uma rotina regular e adaptada às suas necessidades e capacidades físicas.

Capítulo 13
Ioga – A Conexão Entre Corpo e Mente

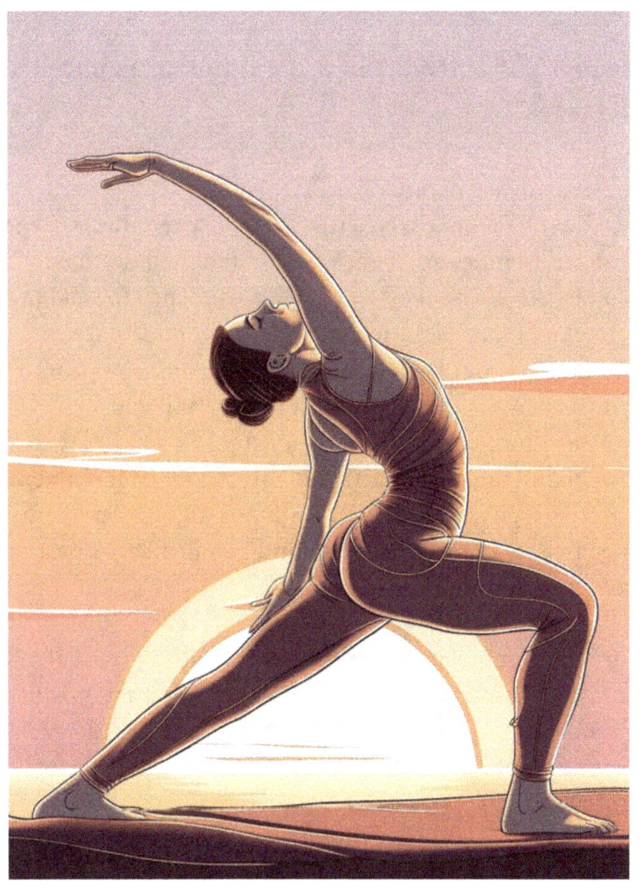

Capítulo 13
Ioga – A Conexão Entre Corpo e Mente

A prática da ioga promove equilíbrio físico e mental. Neste capítulo, aprenda as posturas básicas e como a ioga pode ajudar a reduzir o estresse e melhorar a flexibilidade.

• Seção 13.1: Introdução à ioga: posturas para iniciantes.

Introdução à Ioga: Posturas para Iniciantes

A prática de ioga é uma excelente forma de exercitar o corpo e a mente, trazendo inúmeros benefícios, como melhora da flexibilidade, redução do estresse, fortalecimento muscular e equilíbrio emocional. Para iniciantes, a ioga pode parecer desafiadora, mas com paciência e prática, é possível progredir e aproveitar todas as vantagens dessa prática milenar.

Se você está começando agora, é importante iniciar com posturas básicas que ajudam a familiarizar o corpo com os movimentos e a respiração da ioga. Abaixo, apresentamos algumas posturas simples e eficazes para quem está dando os primeiros passos nessa jornada.

1. Postura da Montanha (Tadasana)

A Postura da Montanha é a base para muitas outras posturas em pé. Ela ajuda a melhorar a postura e o alinhamento do corpo, promovendo a consciência corporal.

Como fazer:

Fique em pé com os pés juntos ou levemente afastados.

Deixe os braços relaxados ao longo do corpo.

Ative os músculos das pernas, mas sem travar os joelhos.

Levante o peito e relaxe os ombros, mantendo o queixo paralelo ao chão.

Inspire profundamente, sentindo o alongamento da coluna.

Benefícios: Melhora a postura, promove equilíbrio e consciência corporal.

Capítulo 13
Ioga – A Conexão Entre Corpo e Mente

2. Postura do Cão Olhando para Baixo (Adho Mukha Svanasana)
Esta é uma das posturas mais conhecidas da ioga e é excelente para alongar a parte posterior do corpo, especialmente a coluna, os ombros, as pernas e os tornozelos.
Como fazer:
Comece em quatro apoios, com as mãos alinhadas com os ombros e os joelhos abaixo dos quadris.
Empurre as mãos contra o chão, levantando os quadris para o alto, formando um "V" invertido com o corpo.
Mantenha os calcanhares em direção ao chão e as pernas levemente flexionadas, se necessário.
Alongue a coluna e empurre os ombros para longe das orelhas.
Benefícios: Fortalece os braços, pernas e costas, além de alongar todo o corpo.

3. Postura da Criança (Balasana)
A Postura da Criança é uma excelente forma de descansar e relaxar durante a prática de ioga. Ela ajuda a alongar suavemente a parte inferior das costas e é uma postura restaurativa.
Como fazer:
Ajoelhe-se no chão com os dedões dos pés se tocando e os joelhos afastados na largura do quadril.
Sente-se sobre os calcanhares e incline o corpo para a frente, estendendo os braços à frente ou ao lado do corpo.
Deixe a testa descansar no chão.
Respire profundamente e relaxe completamente na postura.
Benefícios: Alivia a tensão nas costas, pescoço e ombros, além de promover relaxamento mental.

Capítulo 13
Ioga – A Conexão Entre Corpo e Mente

4. Postura do Gato e Vaca (Marjaryasana/Bitilasana)
Essa sequência de posturas em movimento é ótima para alongar e aquecer a coluna, melhorando a flexibilidade e a mobilidade das costas.
Como fazer:
Comece em quatro apoios, com as mãos diretamente sob os ombros e os joelhos abaixo dos quadris.
Para a Postura do Gato, ao expirar, arredonde a coluna, puxando o umbigo em direção à coluna e olhando para baixo.
Para a Postura da Vaca, ao inspirar, arqueie as costas, levantando o peito e o queixo para cima, olhando à frente.
Alterne entre as duas posturas de forma fluida, sincronizando o movimento com a respiração.
Benefícios: Aumenta a mobilidade da coluna e alivia tensões nas costas.

5. Postura do Guerreiro I (Virabhadrasana I)
A Postura do Guerreiro I é uma posição de força que ajuda a melhorar o equilíbrio e a força nas pernas, além de abrir o peito e os quadris.
Como fazer:
Comece em pé, dê um grande passo para trás com o pé esquerdo, mantendo o pé direito à frente.
Gire levemente o pé de trás para fora e dobre o joelho da frente, mantendo o joelho alinhado com o tornozelo.
Levante os braços acima da cabeça, mantendo-os alinhados com os ombros.
Mantenha o quadril voltado para a frente e olhe em direção às mãos.
Benefícios: Fortalece as pernas, alonga os quadris e melhora o foco e a estabilidade.

Capítulo 13
Ioga – A Conexão Entre Corpo e Mente

6. Postura do Cadáver (Savasana)

Esta é uma postura de relaxamento profundo, muitas vezes realizada no final da prática de ioga. Ela ajuda a relaxar o corpo e a mente, integrando os benefícios da prática.

Como fazer:

Deite-se de costas com os braços ao lado do corpo, as palmas das mãos voltadas para cima.

Mantenha as pernas levemente afastadas e os pés relaxados para os lados.

Feche os olhos e respire profundamente, soltando completamente qualquer tensão do corpo.

Benefícios: Promove o relaxamento profundo, acalma a mente e reduz o estresse.

Dicas para Iniciantes:

Respeite seus limites: Não force o corpo além do que ele permite. A ioga é sobre progresso gradual e atenção plena.

Use a respiração como guia: Concentre-se na respiração durante cada movimento. Isso ajuda a manter o foco e a promover relaxamento.

Pratique regularmente: A consistência é essencial para colher os benefícios da ioga. Mesmo que pratique apenas 10 minutos por dia, isso fará uma grande diferença.

Com essas posturas básicas, você pode começar sua jornada na ioga de maneira segura e eficaz. Com o tempo, à medida que ganhar mais flexibilidade e força, você poderá explorar posturas mais avançadas e complexas. O mais importante é manter uma mente aberta e focada no bem-estar físico e mental que a ioga proporciona.

Capítulo 13
Ioga – A Conexão Entre Corpo e Mente

- ## Seção 13.2: Benefícios da ioga para a mente e o corpo.

A ioga tem muitos benefícios para a mente e o corpo, como:
Concentração: A ioga ajuda a aperfeiçoar a concentração e o foco.
Memória: A prática regular de ioga pode ajudar a preservar e
desenvolver as áreas do cérebro responsáveis pela memória e
atenção.

Flexibilidade: A ioga ajuda a ganhar elasticidade e a prevenir o
encurtamento da musculatura.

Alivio do estresse e da ansiedade: A ioga ajuda a treinar a mente
para viver o momento presente.

Felicidade: A ioga estimula o córtex pré-frontal, área do cérebro
relacionada ao sentimento de felicidade.

Autoconhecimento e autoaceitação: A ioga convida os praticantes
a olharem para dentro de si e a explorarem seus pensamentos,
emoções e comportamentos.

Redução dos sintomas da TPM: A ioga pode ajudar a reduzir a
manifestação dos sintomas da tensão pré-menstrual.

Tonificação da musculatura: As posições de yoga exigem firmeza e
trabalham toda a musculatura do corpo.

A ioga é uma filosofia de vida que harmoniza o corpo com a
mente por meio de técnicas de postura (ásanas), técnicas de
respiração (pranayamas) e meditação.

Capítulo 13
Ioga – A Conexão Entre Corpo e Mente

- ## Seção 13.3: Como criar uma prática de ioga diária.

Para criar uma prática de yoga diária, pode seguir algumas dicas:
Definir um horário: Escolha um horário do dia para praticar e tente praticar todos os dias no mesmo horário.

Escolher um local: Ter um lugar separado e definido é essencial para que a prática se torne comum e recorrente.

Fixar metas realistas: Comece com metas realistas e construa sua prática gradualmente.

Criar um calendário: Criar um calendário de prática pode ajudar a manter a regularidade.

Praticar todos os dias: Prefira praticar yoga todos os dias, mesmo que por um tempo menor de 20-30 minutos.

Considerar o apoio de um professor: No início, pode ser interessante ter o apoio de um professor para te guiar durante a sua prática.

Praticar online: Se não quiser sair de casa, pode praticar yoga online. Existem inúmeros programas de videoaulas, canais em plataformas de vídeo, aplicativos com aulas para iniciantes e até perfis em redes sociais.

Capítulo 14
Aromaterapia – Benefícios dos Óleos Essenciais para o Bem-Estar

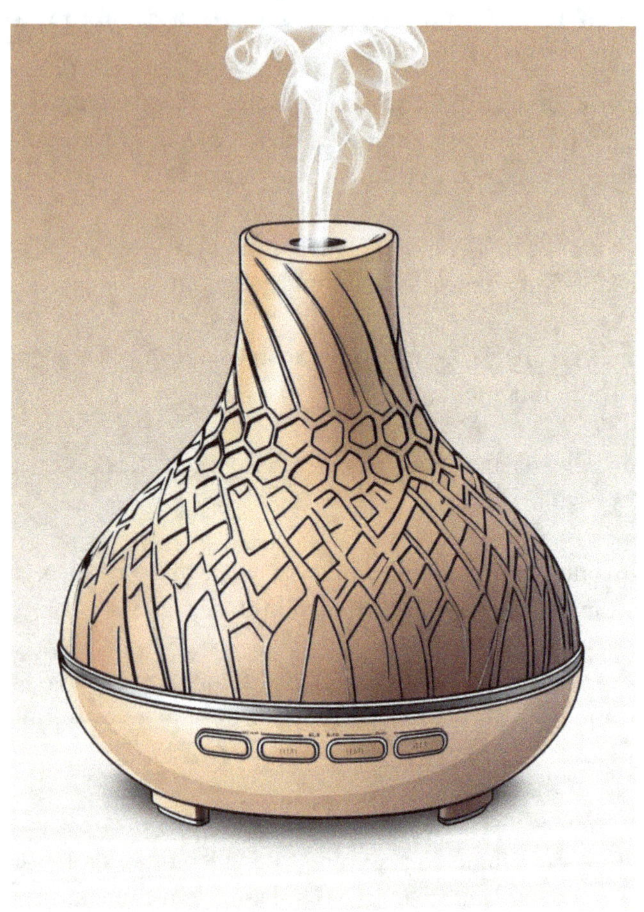

Capítulo 14
Aromaterapia – Benefícios dos Óleos Essenciais para o Bem-Estar

A aromaterapia utiliza óleos essenciais para promover relaxamento e cura. Descubra como essa prática pode melhorar seu bem-estar e quais os óleos mais indicados.

• Seção 14.1: O que é aromaterapia e como funciona.

A aromaterapia é uma terapia holística que utiliza os óleos essenciais para promover o bem-estar físico e emocional. Os óleos essenciais são extratos concentrados de plantas aromáticas e, ao serem inalados, estimulam as células nervosas e ativam áreas do cérebro relacionadas às emoções.

• Seção 14.2: Óleos essenciais para relaxamento, energia e concentração.

Os óleos essenciais podem ajudar com relaxamento, energia e concentração, dependendo do tipo de óleo e do objetivo:

Alecrim
Estimula a mente, ajuda na clareza de pensamentos e na memória a longo prazo.

Hortelã-pimenta
Refresca e energiza a mente, aumenta a concentração e reduz a fadiga.

Limão
Revigora, eleva o ânimo e estimula a clareza mental.

Lavanda
Combate estresse, fadiga e insônia, proporcionando relaxamento e tranquilidade.

Aromaterapia – Benefícios dos Óleos Essenciais para o Bem-Estar

Grapefruit
Promove otimismo e bem-estar, eleva o humor e é um aliado contra o estresse e a ansiedade.

Capim Limão
Proporciona energia, foco e concentração.

Limão Siciliano
Proporciona alegria, leveza, aumenta a autoestima e traz mais energia, vitalidade e disposição.

Laranja Doce
Reduz os níveis de cansaço físico, cansaço mental e agitação, além de proporcionar alegria e energia.
Os óleos essenciais podem ser usados em difusor de ambiente, massagem, palma das mãos ou inalação.

- **Seção 14.3: Como utilizar a aromaterapia no dia a dia.**

A aromaterapia pode ser utilizada no dia a dia de diversas formas, como:
Inalação
Pingue algumas gotas de óleo essencial em um lenço, esfregue as mãos e respire profundamente. Também pode-se adicionar óleo essencial em água quente para inalar o vapor.

Difusão aérea
Coloque algumas gotas de óleo essencial na tomada para que ele evapore vagarosamente e aromatize o ambiente.

Capítulo 14
Aromaterapia – Benefícios dos Óleos Essenciais para o Bem-Estar

Banho de imersão
Dissolva 7 a 12 gotas de óleo essencial na água do banho.
Escalda-pés
Misture 15 gotas de óleo essencial com uma colher de sopa de óleo vegetal e coloque na água morna.

Massagem
Prepare uma receita de 120 ml de óleo vegetal e 50 gotas de óleo essencial e use na massagem.

Spray
Pingue 40 vezes o óleo essencial em uma mistura de 60 ml de álcool de cereais e 40 ml de água deionizada.

Nas roupas de cama
Coloque 2 gotas de óleo essencial no travesseiro e 4 no lençol.
Vaporização
Coloque 12 pingos de óleo essencial em um recipiente com água quente, cubra a cabeça com uma toalha e inale a mistura.
A aromaterapia pode ter efeitos físicos, emocionais e de vibração. No entanto, não é recomendada para gestantes e pessoas com epilepsia. Crianças devem consultar um médico.

Capítulo 15
Conclusão – Incorporando o Bem-Estar à Sua Vida

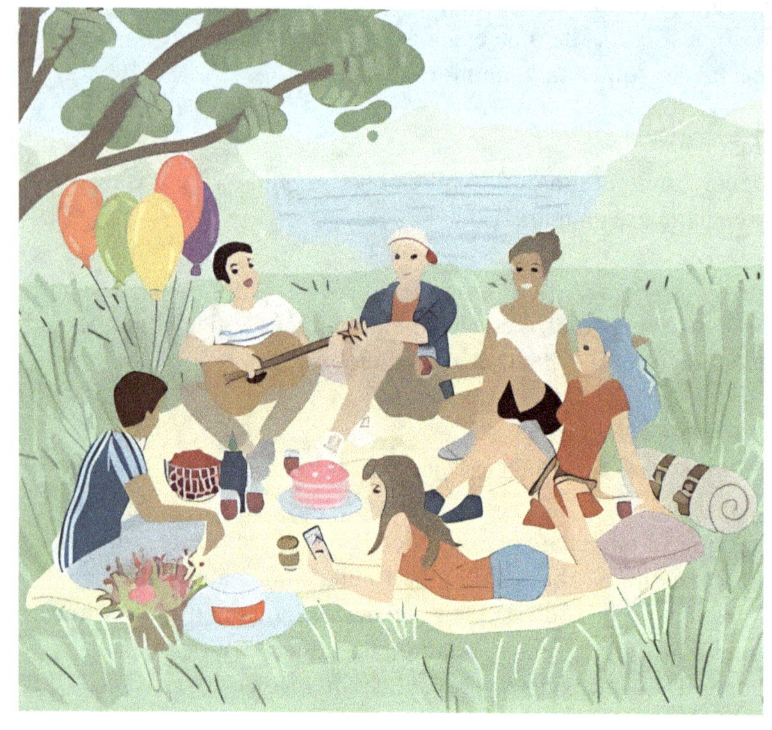

Capítulo 15
Conclusão – Incorporando o Bem-Estar à Sua Vida

Finalizamos com uma reflexão sobre como integrar todas as práticas aprendidas em sua rotina diária. Pequenas mudanças fazem uma grande diferença quando se trata de saúde e bem-estar. O segredo está na constância e no equilíbrio.

Dicas para manter a motivação a longo prazo.
Para manter a motivação a longo prazo, é possível:
Definir metas claras e realistas
Metas SMART (específicas, mensuráveis, atingíveis, realistas, e com prazos definidos) são uma boa forma de começar. É importante que as metas sejam importantes para você e estejam alinhadas com os seus valores.
Dividir as tarefas em etapas
Grandes projetos podem ser intimidantes, por isso, divida-os em etapas menores e mais gerenciáveis.
Celebrar as conquistas
Reconheça os seus progressos e recompense-se.
Praticar hábitos saudáveis
A prática regular de exercícios físicos, uma alimentação balanceada e uma boa rotina de sono ajudam no bem-estar e na saúde mental, o que impacta na motivação.
Envolver-se com pessoas positivas
Compartilhe o seu objetivo com pessoas importantes e envolva-se com pessoas positivas.
Praticar a autorreflexão
Pergunte-se o que considera mais importante e o que trouxe mais satisfação no passado.
Visualizar o sucesso
Imagine o seu futuro ideal e como será quando alcançar as suas metas.
Adaptar-se às mudanças
Esteja aberto a mudanças e entenda que será necessário fazer escolhas difíceis e, algumas vezes, algumas renúncias.

Agradecimento

Quero expressar meu sincero agradecimento a todos que estiveram ao meu lado durante a criação. Agradeço especialmente àqueles que compartilharam suas experiências, insights e conhecimentos, que foram fundamentais para enriquecer este trabalho.
À minha família e amigos, que me apoiaram incondicionalmente e me incentivaram em cada etapa do processo, sou eternamente grato. Suas palavras de encorajamento foram a força motriz que me ajudou a seguir em frente.
Agradeço também aos profissionais e especialistas que contribuíram com suas orientações e dicas valiosas. Seu conhecimento e dedicação foram cruciais para a construção do conteúdo apresentado aqui.
Por fim, quero agradecer a você, leitor, por dedicar seu tempo a este livro. Espero que as informações e práticas aqui contidas sejam úteis e inspiradoras para sua jornada de autocuidado e bem-estar.

Priscila Rodrigues

9 798345 140802